Tanja-Gabriele Schmidt
Dr. Mathias R. Schmidt
Rettet die Nacht!

RIEMANN
VERLAG

Tanja-Gabriele Schmidt
Dr. Mathias R. Schmidt

RETTET DIE NACHT!

Die unterschätzte Kraft
der Dunkelheit

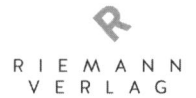

RIEMANN
VERLAG

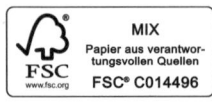

Verlagsgruppe Random House FSC® N001967

1. Auflage
Originalausgabe
© 2016 Riemann Verlag, München
in der Verlagsgruppe Random House GmbH,
Neumarkter Straße 28, 81673 München
Lektorat: Ralf Lay, Mönchengladbach
Umschlaggestaltung: Martina Baldauf, herzblut 02
Umschlagmotiv: istockphoto / Victoria Awacumova
Satz: Satzwerk Huber, Germering
Druck und Bindung: GGP Media GmbH, Pößneck
Printed in Germany
ISBN 978-3-570-50199-3

www.riemann-verlag.de

Inhalt

III. Einleuchtend: Licht braucht Lenkung

Anhang

Prolog

Es ist ein Gefühl völliger Freiheit. Dennoch ist er angespannt. Obwohl er das rasende Tempo nicht spürt, denn er kann sich an nichts orientieren. Um ihn herum ist nur Finsternis und Unendlichkeit. Der kleine Lichtbringer kennt nicht den Namen seines Heimatsterns. Niemand hat ihm gesagt, dass sich seine Reise von einem fernen Punkt unserer Milchstraße über ganze 431 Lichtjahre erstrecken wird. Auch weiß er nicht, wohin er unterwegs ist. Nur, dass er Licht bringen wird: zur Freude aller, die es sehen. Das ist seine Bestimmung.

Da – plötzlich ein gelber Lichtpunkt, der rasch größer wird. Niemand erklärt ihm, dass er ins Sonnensystem eintaucht. Er ist viel zu beschäftigt damit, all den Kleinplaneten, Asteroiden und Gesteinsbrocken auszuweichen.

Dann weckt etwas anderes seine ganze Aufmerksamkeit. Ein winziger Punkt, der bald in einer Farbe strahlt, die er noch nie gesehen hat. Das ist mein Ziel, denkt er. Er freut sich an den weißen Tupfern, die sich gemächlich auf der leuchtenden Fläche bewegen. Auch wenn ihm niemand sagt, dass es Wolken über dem Meer sind.

Dieser Planet da vor ihm ist auf der einen Seite hell und auf der anderen dunkel. Obwohl ihn gerade die leuchtende Seite begeistert, sagt ihm eine Stimme in seinem Inneren, dass er auf die dunkle zuhalten muss. Wer Licht bringt, braucht die passende Kulisse.

Doch was ist das? Vor ihm Abertausende von hellen Punkten, die sich rasch zu großen Flächen ausweiten. Wer ist ihm da zuvorgekommen?

Der kleine Lichtbringer kann den Kurs nicht mehr ändern. Das Leuchten wird immer gewaltiger. Wie soll ich hier gesehen werden, fragt er sich erschrocken, wer braucht hier noch mein Licht?

Und das sind auch schon seine letzten Gedanken, bevor er im grellen Lichtschein eines Scheinwerfers versinkt. Niemand nimmt ihn wahr.

Die lange Reise war vergebens.

Die Nacht retten?

Die Nacht ist etwas ganz Besonderes. Sie ist die verkannte Stiefschwester des Tages, seine geheimnisvolle dunkle »Schattenseite«.

Wie ein Mann seine Frau augenzwinkernd als »bessere Hälfte« bezeichnet, so würden die meisten von uns diesen Begriff auf die kosmische Tag-Nacht-Beziehung übertragen und sofort ohne jede Spur von Ironie dem hellen Tag zuordnen. Schließlich ist er es, der von unserem Wachbewusstsein durchdrungen ist, der oft randvoll angefüllt ist mit Aktivitäten jedweder Art und mit dem wir »das Leben« schlechthin verbinden. Doch ebendiese zuweilen überbordende Betriebsamkeit lässt in den Hintergrund geraten, dass auch und gerade die Nacht – von uns meist unbemerkt – auf ganz eigene Weise »aktiv« ist, und das nicht nur bezogen auf die Tier- und Pflanzenwelt. Auch das menschliche Gehirn arbeitet in dieser sonnenabgewandten Phase mit hoher Effizienz, und unsere Organe durchlaufen ihre überlebenswichtigen nächtlichen Zyklen.

Es ist Zeit, sich dessen endlich wieder bewusst zu werden. Die Nacht ist nicht einfach »die Kehrseite der Medaille«, sondern gleichwertiger Partner des Tages. Erst der ständige Zyklus von Tag und Nacht macht das lebensbestimmende Auf und Ab, die komplex miteinander vernetzten biologischen Rhythmen, bis in die kleinste Zelle unseres Körpers möglich. Kein Tag ohne Nacht, kein Licht ohne Dunkelheit – und damit auch kein Pulsschlag des Lebens.

So missachten wir das große Geschenk der Nacht, den Schlaf, mit seinen für die Gesundheit unverzichtbaren Regenerations- und Reparaturmechanismen, wenn wir ihm oft genug zu wenig unserer ach so kostbaren Zeit einräumen. Und wir machen die Nacht auch im technischen Sinne zum Tage. Nämlich dann, wenn wir das heilende Potenzial der Dunkelheit für Mensch und Tier ausblenden, indem wir die facettenreiche dunkle Partnerin des hellen Tages, wo es nur geht, technisch aufhellen und ausleuchten.

Der vermeintliche Sieg über die Nacht hat einen hohen Preis. Dafür hat man den Begriff »Lichtverschmutzung« (*light pollution*) geprägt. Lichtsmog »vernebelt« aber nicht nur Sternenfreunden die Sicht. Die damit verbundenen schwerwiegenden ökologischen Folgen lassen sich nicht so einfach zur Seite schieben. Sollten Sie sich dennoch fragen, ob uns Menschen das im Grunde nicht egal sein kann, so ist die Antwort ein klares »Nein!«.

Falsches Licht am falschen Ort bringt das natürliche Gefüge durcheinander, tötet Jahr für Jahr Millionen Zugvögel und Abermilliarden Insekten. Der zunehmende Verlust der Nacht hat aber auch gravierenden Einfluss auf unsere menschliche Gesundheit, was die junge Wissenschaft der Chronobiologie eindrucksvoll belegt.

Doch die Nacht – das ist noch viel mehr. Immer schon haben uns diese »dunkle Seite des Tages« und ihr Sternenhimmel berührt. In allen Kulturen zog die Mystik der Nacht in ihrer Ambivalenz Menschen in ihren Bann, hat sie geängstigt, verzaubert, inspiriert – und ist damit zu einem prägenden Motiv der Kulturgeschichte geworden. Auch heute noch können uns die intuitives Wissen vermittelnden Bilder aus uralten Mythen und Theogonien, aus Brauchtum und Dichtkunst, aus Malerei sowie dem neueren Medium Film von großem Wert sein. Helfen sie uns doch dabei, Wege zu finden aus der alltäglichen Geschäftigkeit unserer Burn-out-geprägten Zeit hin zu mehr innerer Balance, die viele von uns so bitter nötig haben.

Es ist noch gar nicht so lange her, dass wir unser Umfeld statt mithilfe moderner Hightech-Systeme mit Kienspan und Kerze erhellten. Können wir mit der technischen Entwicklung, die uns zweifelsohne eine große Menge an Vorteilen gebracht hat, überhaupt noch mithalten, oder hat sie uns im Grunde schon überholt? Anders gefragt: Was können wir tun, um Licht und Dunkel so auszubalancieren, dass es dem vielfältigen Miteinander sowohl moderner als auch uralter Lebenssysteme auf dieser Erde besser gerecht wird?

Doch, es gibt einen Weg: Holen wir die Nacht aus dem Schatten, räumen wir ihr in unserem Bewusstsein den Platz ein, den sie verdient – retten wir sie!

Wir laden Sie ein zu einer Reise durch das Dunkel der Nacht. Ihre Sinne werden sich schnell an die Gegebenheiten anpassen und sich vielfältigen Eindrücken öffnen. Und wenn Sie es zulassen, auch Ihre Seele.

Tanja-Gabriele und Mathias R. Schmidt,

im Sommer 2016

I.
Die Geister,
die wir riefen

Natürliche Rhythmen
und Lichtverschmutzung

Die Nacht schenkt Kraft: Der Wert der Dunkelheit für unsere Gesundheit

Pulsschlag des Lebens: Der ewige Wechsel zwischen Tag und Nacht

Unser Leben unterliegt dem Rhythmus von Tag und Nacht. Das gilt in unserer Hightech-Welt noch genauso wie zu vorgeschichtlichen Zeiten. Der tägliche Wechsel von Hell und Dunkel ist für uns so selbstverständlich, dass wir kaum einen Gedanken daran verschwenden, wie er eigentlich zustande kommt:

»Wir stellen uns gerne vor, dass sich die Dunkelheit über das Land legt oder dass sie fällt, als handle es sich um Schnee. Tatsächlich aber steigt Dunkelheit vom Osten her auf und ergießt sich über Land und Wasser, wenn die Erde der Sonne den Rücken zukehrt. Wer jemals den Anbruch der Nacht draußen in der Natur erlebt und zugesehen hat, wie sich die Abenddämmerung über dem östlichen Horizont zusammenballt, als seien es Sturmwolken, der hat den Kernschatten unserer Erde gesehen, in den wir uns hineindrehen. Was wir ›Nacht‹ nennen, ist die Zeit, in der wir in diesem Schatten gefangen sind – ein Schatten, der sich in den Weltraum erstreckt, als sei er die Waffeltüte, auf der die irdische Eiskugel sitzt, nur hundert Mal höher als breit, ihr Scheitelpunkt 860 000 Meilen über uns. Die Morgendämmerung setzt ein, wenn sich die Erde aus dem Kernschatten wieder in die direkte Sonneneinstrahlung hineindreht.«[1]

Dieses Auf und Ab von Tag und Nacht gibt es, seitdem die Erde rotiert – und damit seit mehr als drei Milliarden Jahren. Alles Leben hat sich daran angepasst. Auch wenn entscheidende Faktoren, etwa die sehr langsam größer werdende Erdrotation, sich auf lange Sicht verändern, war und ist der Tag-und-Nacht-Turnus seit Generationen für alle Lebewesen eine wichtige Konstante. Und wenn wir in den vergangenen Jahrzehnten eins gelernt haben, dann dieses: Wo wir Menschen durch unser Handeln Grundprinzipien unseres Planeten stören oder gar verändern, rächt sich das.

In unserer heutigen ganznächtlich beleuchteten Welt wird uns oft gar nicht mehr bewusst, wie krass der Wechsel zwischen Tag und Nacht eigentlich ist. Die Beleuchtungsstärke im sichtbaren Spektralbereich misst man in Lux (lx). Ein sonniger Tag bringt Werte von über 100 000 Lux. Das ist auch in etwa die Grenze, für die unsere Augen ausgelegt sind. Im Schatten gemessen, erreicht die Beleuchtungsstärke der Sonne auf der Erde selten mehr als 10 000 Lux – und das ist immer noch viel, wenn man bedenkt, dass eine Schreibtischlampe mit 300 Lux meist hell genug erscheint.

Ganz anders in der Nacht: Bei klarem Himmel bringt das natürliche Licht des Vollmonds etwa 0,25 Lux. Bei Halbmond sind es gerade mal 0,025 Lux – und immer noch können sich die meisten Menschen auch bei diesem schwachen Licht ausreichend orientieren. Erst bei Neumond, wenn es stockfinster wird, stoßen wir an unsere Grenzen. Doch selbst dann können die vielen nachtaktiven Tiere noch perfekt sehen und ihren Aktivitäten nachgehen.

Licht und Dunkel – keine andere für Lebewesen relevante physikalische Größe verändert sich regelmäßig so einschneidend wie die Beleuchtungsstärke im Tag-Nacht-Wechsel, weder die Temperatur noch der Luftdruck. Alles Leben auf der Erde musste mit dieser Grundbedingung zurande kommen. Die enorme – wenn auch bedauerlicherweise sehr stark abnehmende – Artenvielfalt auf der Erde ist ein Beweis dafür, dass das den meisten Lebewesen über einen sehr langen Zeitraum problemlos gelungen ist.

Beleuchtungsstärken im Vergleich, gemessen in Lux (lx)[2]

Sonne im Zenit bei klarem Himmel	ca. 120 000 lx
Tageslicht bei Bewölkung	1000–10 000 lx
Sonnenuntergang	ca. 400 lx
Vollmond	ca. 0,25 lx
Halbmond	ca. 0,025 lx
Klarer Sternenhimmel mit sichtbarer Milchstraße	ca. 0,001 lx

Chronobiologie macht Schule

Unter natürlichen Bedingungen sind alle Rhythmen in unserem Körper aufeinander abgestimmt und mit dem Tag-Nacht-Rhythmus, dem äußeren Taktgeber, in Harmonie. Zur Feinjustierung bedarf es regelmäßiger externer Signale oder Zeitgeber. Der stärkste äußere Faktor ist das Licht. Verändert sich die Lichtintensität, etwa bei Sonnenauf- oder -untergang, geht unsere innere Uhr auf »Reset« – und der Rhythmus beginnt wieder von vorn.

Der Impuls für das »Reset« ist der Wechsel zwischen Hell und Dunkel. Ist nun aber die Veränderung der Lichtintensität zwischen Tag und Nacht nicht mehr ausgeprägt genug – etwa indem wir bei Einsetzen der Dämmerung das Licht anschalten –, wird der Impuls schwächer oder entfällt sogar ganz. Die Folge: Unsere »innere Uhr« wird nicht richtig nachgestellt. Das stört die Synchronisation der Prozesse und kann zu gesundheitlichen Problemen führen.

Es gibt eine Einschätzung, die nach Ansicht des Chronobiologen Prof. Maximilian Moser wohl alle seine Kollegen teilen. Nämlich die, dass unsere Schulen ihren Unterricht in aller Regel zu früh beginnen. Besonders ab der Mittelstufe, wenn sich sogenannte »Morgenmenschen« langsam zu »Abendmenschen« oder »Spättypen« entwickeln, hat das gerade in puncto Aufmerksamkeit und Unterrichtsbeteiligung oft gravierende Folgen. Bezieht man dann noch ein, dass mit

Einführung der Sommerzeit über einen Zeitraum von sieben Monaten die Uhr nochmals um eine Stunde vorgestellt wird, dann verwundert es wirklich nicht, dass viele übermüdete Schüler frühmorgens lustlos in ihren Bänken »hängen« und ziemlich unmotiviert die Ausführungen ihrer Lehrkräfte über sich ergehen lassen – eine Situation, die auch für die Pädagogen nicht gerade erfüllend sein dürfte. Und das kann man nicht einfach als pubertäres Desinteresse abtun, denn dahinter stehen handfeste chronobiologisch erklärbare Gründe.

Die noch recht junge Wissenschaft der Chronobiologie, die ihre Anfänge um die Mitte des vergangenen Jahrhunderts hat, beschäftigt sich grundsätzlich mit dem Thema »Zeit in lebenden Systemen«,[3] also auch mit den rhythmischen Zeitabläufen im menschlichen Organismus, kurz: unserer »inneren Uhr«. Chrono-Experte Moser erklärt das so:

»In seinen Körperabläufen folgt ... der menschliche Organismus kosmischen Rhythmen wie dem Tag-Nacht-Rhythmus oder dem Jahresrhythmus. Zu diesen von außen gesteuerten Rhythmen, die schon mit wenigen Lebenswochen ins Körperinnere übernommen werden, kommen innere Rhythmen wie Herzschlag, Atmung oder der sogenannte basale Aktivitätszyklus. Diese Rhythmen sind untereinander vernetzt und verwoben wie die Instrumente eines Symphonieorchesters. Diese Zusammenhänge untersucht die Chronobiologie.«[4]

Angesichts der Tatsache, dass sich die Welt besonders in den zivilisierten Industriestaaten während der letzten Jahrzehnte rasant gewandelt hat und sich weiterhin stetig verändert, ergibt sich hier ein durchaus brisantes Spannungsfeld: nämlich das zwischen den immer mehr raumgreifenden modernen, technisch-organisatorischen »Sachzwängen« und den seit Hunderttausenden von Jahren gültigen, natürlich synchronisierten Gesetzmäßigkeiten der im menschlichen Körper ablaufenden biologisch rhythmisierten Prozesse.

Um auf unser Beispiel von der Schule zurückzukommen, bedeutet dies, dass viele junge Menschen ihren natürlichen Schlafzyklus frühmorgens, wenn der Wecker klingelt, noch gar nicht vollständig durchlaufen haben. Sie absolvieren ihre Morgenroutine in aller Regel nicht, weil sie ausgeschlafen sind, sondern weil ein starres Reglement das eben zu dieser Zeit von ihnen verlangt. Das Problem: Ihr Körper ist dazu aber oft noch gar nicht richtig bereit. Der Kopf nicht, Leber und Niere nicht und der Verdauungsapparat schon gar nicht, was in vielen Familien den allmorgendlichen Frühstücksfrust erklärt. Viele Jugendliche haben schlicht und einfach um diese Zeit noch keinen Hunger, werden aber von wohlmeinenden Erwachsenen dazu gedrängt, unbedingt etwas zu essen. Dabei geistert der alte Essensspruch »Morgens wie ein Kaiser, mittags wie ein Edelmann und abends wie ein Bettelmann«, dessen Aussage gerade in Bezug auf das Frühstück zweifelhaft und ganz gewiss nicht prinzipiell richtig ist, noch immer in unseren Köpfen herum. Besonders die zahlreichen »Fahrschüler«, die in ganz Deutschland mit der Bahn oder dem Bus die Schule erreichen, also noch zusätzlich lange Schulwege auf sich nehmen müssen, sind in dieser Hinsicht dann noch einmal schlechter dran.

Eine Waldorfschule in Klagenfurt verschob aufgrund solcher Erkenntnisse den Unterrichtsbeginn von 7.45 auf 8.30 Uhr. Es dauerte nicht lange, und die Verbesserungen waren offensichtlich. Die Lehrer registrierten insgesamt wachere Schüler, keine Zuspätkommer mehr und eine deutlich höhere Konzentrationsfähigkeit.[6]

Was die Klagenfurter Waldorfschule vormachte, wird inzwischen zum Beispiel von einem Gymnasium in Aachen noch einmal getoppt. Dort hat man für Oberstufenschüler eine Art »Gleitzeit« eingeführt. Schulbeginn ist entweder wie gewohnt um acht Uhr morgens oder eine Stunde später um neun. Jeder der jungen Menschen hat also die Wahl und kann selbst entscheiden, wann für ihn der Unterricht beginnt. »Die erste Stunde war immer eine Quälerei für mich. Ich war noch nicht richtig wach«, erklärt ein siebzehnjähriger Schüler. Die innere Uhr von circa 75 Prozent der Jugendlichen in diesem Alter

»geht« nämlich eigentlich »nach«. Sie werden in der Regel später müde als viele Erwachsene, schlafen dementsprechend also auch später ein und sind frühmorgens in aller Regel überhaupt nicht ausgeschlafen.

Man kann gut und gern von einem »hausgemachten Jetlag« sprechen, der dann die gewünschte schulische Interkommunikation und fachliches Engagement aus einfach nachvollziehbaren biologischen Gründen oft genug stark einschränkt oder gar verhindert.

Ein weiterer nicht zu unterschätzender Nachteil kommt hinzu: Eine wichtige Phase, in der das bereits am Vortag Gelernte im nächtlichen Schlaf verfestigt und abgespeichert wird, fällt schlicht weg! Der Chronobiologe Professor Till Roenneberg von der Münchner Ludwig-Maximilians-Universität freut sich denn auch, dass mit dem Alsdorfer Gymnasium offenbar eine erste staatliche Schule in Deutschland die innere Uhr ihrer Schülerschaft ernst nimmt und damit auf die seit Jahren erhobene Forderung der Wissenschaft nach einem späteren Schulbeginn eingeht.[7]

Umsetzbar wird das Ganze zum Beispiel mithilfe eines angepassten Unterrichtskonzepts, das Schülern die Möglichkeit gibt, sich eine gewisse Anzahl von bestimmten Unterrichtsstunden selbst einzuteilen und sinnvoll zu gestalten. Nutzlos verstreichende Freistunden etwa sind dann kein Thema mehr. Eine Schülerin drückt es so aus: »Früher haben wir in den Freistunden Karten gespielt, jetzt arbeitet man und kann dafür länger schlafen.«[8]

Flexiblere Unterrichtszeiten müssen politisch gewollt sein und sind auf ein konstruktives Miteinander von Schule und Gesellschaft angewiesen. Wenn Schüler- und Lehrerschaft, Eltern sowie wirtschaftliche Unternehmen (wie Busfahrunternehmen und so weiter) dazu bereit sind, einen tragfähigen Konsens zu erarbeiten, dann kann es gelingen, einen chronobiologisch sinnvollen Wandel auch für Schülerinnen und Schüler herbeizuführen. Und das bedeutet, der für Körper und Geist so wichtigen Zeitspanne der Nacht wieder mehr Respekt zu zollen.

Davor, dass die Berücksichtigung elementarer chronobiologischer Bedürfnisse auch bei Kindern nichts mit Verweichlichung zu tun hat, warnen Erkenntnisse wie diese: So haben Kinder, die ständig zu früh geweckt werden, eine deutlich erhöhte Herzfrequenz, was eine klare Belastung für den Organismus darstellt. Der Sympathikus wird verstärkt in Leistungsbereitschaft versetzt, der Blutdruck erhöht sich, aber nicht nur der. Kann doch die unschöne Konsequenz in der ebenfalls erhöhten Wahrscheinlichkeit liegen, im späteren Lebensalter Arteriosklerose zu entwickeln oder einen Herzinfarkt oder Schlaganfall zu bekommen.[9]

Tagmenschen und Nachtschwärmer

Die ganz alltägliche Erfahrung und mit ihr auch die Chronophysiologie haben gezeigt, dass man durchaus zwischen zwei Chronotypen unterscheiden kann, den bereits erwähnten sogenannten Morgen- und Abendmenschen – oder »Lerchen« und »Eulen«, wie sie augenzwinkernd genannt werden. Morgenmenschen sind schon in der Früh putzmunter und gehen abends vergleichsweise zeitig zu Bett. Bei Abendmenschen ist es umgekehrt, sie schlafen gern länger aus und laufen im Dunkeln oft erst zu Hochform auf. Die Nacht, könnte man sagen, übt eine besondere Faszination auf sie aus. Spättypen am nächsten Morgen – vielleicht sogar abfällig – als »Langschläfer« zu bezeichnen verkennt, dass sie, eben weil sie erst später einschlafen können, einfach länger ausschlafen müssen, um sich fit zu fühlen.

Heranwachsende bis zum Alter von zehn Jahren sind in der Regel Morgenmenschen, bis zum zwanzigsten Jahr entwickeln sie sich oft zu Abendmenschen. Abendliche Treffen in der Ausbildungs- und Studentenzeit, die bis tief in die Nacht hineingehen, passen gut zu diesem Schema und verstärken es noch. Ab etwa dem fünfzigsten Lebensjahr und darüber hinaus werden auch bis dahin bekennende Eulen oft wieder zu Lerchen, was für manche Zeitgenossen als Erklärung dafür herhalten muss, warum sich Großeltern mit Kleinkindern so gut verstehen. Denn wenn sich Eltern frühmorgens angesichts ihres spielbereiten Nachwuchses oftmals am liebsten die Decke über den Kopf ziehen würden, stehen Oma und Opa, sofern sie denn erreichbar sind, meist fröhlich zur Verfügung.

Fakt ist, dass seit der Einführung der Sommerzeit gerade die »Eulen« besonders betroffen sind. Und obwohl sie sich – auch was die Schlafdauer angeht – unter der Woche im Laufe der Zeit an die neue Situation anpassen und daran zu gewöhnen scheinen, schlafen sie am Wochenende, wenn kein Wecker klingelt und sie ihrer Natur freien Lauf lassen können, deutlich länger. Ganz im Gegensatz zu den Lerchen, deren Schlafdauer sich an freien Tagen nicht wesentlich verändert. Es scheint so, als ob die späten Chronotypen ihr angesammeltes nächtliches Schlafdefizit, sobald es geht, erst einmal kompensieren müssen. Sie klagen im Übrigen, wieder im Gegensatz zu den frühen Chronotypen, öfter über Schlafprobleme sowie Albträume.

Zwar gibt es diese beiden Chronotyp-Extreme, doch in der Realität sind Mischtypen mit der Tendenz zur einen oder anderen Seite in der Mehrzahl, was der Flexibilität des hochintelligenten Zusammenspiels verschiedenster Prozessabläufe in unserem menschlichen Organismus geschuldet ist. Vererbung, Einflüsse der Umwelt wie etwa Kindheitserfahrungen, aber auch selbst anerzogene eingeschliffene Gewohnheiten spielen hier eine Rolle. Tragen Sie Ihren chronobiologischen Vorlieben also durchaus Rechnung, denn sich zu verbiegen hat noch keinem wirklich geholfen, auch hier nicht. Eine gewisse Ausgleichsmethode, die Chronotyp-Probleme ein wenig mildern kann, empfiehlt Achim Kramer, Chronobiologe der Charité in Berlin. So sollten »Frühtypen« abends so lange wie möglich Licht tanken, »Spättypen« umgekehrt morgens ins Freie gehen.[10]

In Mitteleuropa sind allem Anschein nach die Spättypen in der Überzahl. Christian Cajochen, Professor für Chronobiologie in Basel, meint dazu: »Wir sind uns nicht sicher, ob es an der genetischen Veranlagung liegt oder daran, dass wir in unserer Gesellschaft den Abend durch Kunstlicht verlängern.«[11]

Wie dem auch sei, gehen Sie prinzipiell achtsam mit sich um. Lassen Sie sich nicht zwischen moderner Reizüberflutung, Lichtsmog und viel zu kurzen Nächten aufreiben. Aber übertreiben Sie es mit der Selbstfürsorge auch nicht. Sich sklavisch an bestimmte Uhrzeiten zu halten bedeutet im Endeffekt Stress. Hören Sie im Zweifel mehr auf Ihren Körper und nehmen Sie seine Signale immer ernst: Er weist Ihnen gemeinsam mit Ihrer unverstellten inneren Stimme auch hier – wie in manchen anderen Lebenslagen – den richtigen Weg zu Ihrer inneren Uhr.

Unsere zahlreichen »inneren Uhren«

Was hat es nun mit der geheimnisvollen »inneren Uhr« des Menschen auf sich? Dabei ist es gar nicht korrekt, nur von *einer* bestimmten inneren Uhr zu sprechen. Tatsächlich gibt es schier unzählige davon. Jede einzelne Zelle, ob in der Haut, in der Leber oder irgendwo sonst in unserem Körper, verfügt über mindestens *eine* eigene »innere Uhr«, um in regelmäßigen Zeitabständen auf andere Signale zu reagieren oder eigene auszusenden. Dieses riesige komplexe Netzwerk muss natürlich gesteuert werden, um angemessen und möglichst reibungsfrei funktionieren zu können. Und hier kommt nun der sogenannte suprachiasmatische Nucleus, kurz SCN, ins Spiel. Er sitzt an der Unterseite des Gehirns hinter dem Nasenrücken und über der Kreuzung der Sehnerven und gilt als *die* Schaltzentrale in unserem Gehirn, welche die in zeitlichen Rhythmen ablaufenden Vorgänge in unserem Körper, unsere äußerst komplexe innere Uhr, reguliert und koordiniert. Der SCN besteht aus etwa 20 000 dicht beieinanderliegenden Neuronen, die im Übrigen die kleinsten in unserem Gehirn sind. Jede einzelne dieser Nervenzellen ist rhythmisch angelegt und in einem etwa 24 Stunden umspannenden Zyklus aktiv, will heißen: Sie *feuert* – und das interkommunikativ – also gemeinsam mit dem gesamten neuronalen Netzwerk in unserem Körper.

Doch es gibt, wenn man so will, eine »Hierarchie« unter den vielen inneren Uhren des menschlichen Organismus. Auch Achim Kramer vergleicht das rhythmisierte neuronale Ganze mit einem Orchester, dessen Dirigent der suprachiasmatische Nucleus ist. All die vielen einzelnen inneren Uhren in den peripheren Systemen sowie Körperorganen stehen für die im Wohlklang der abwechselnd und miteinander spielenden Orchestermusiker.[12] In Gang gesetzt wird dies alles durch Lichtreize, die den SCN übers Auge erreichen. Auf diese Weise wird er in die Lage versetzt, über die Außenwelt mit Licht zu kommunizieren. Wie man inzwischen weiß, sind nicht etwa die klassischen Fotorezeptoren im Auge, die Stäbchen und Zapfen, dafür zuständig, sondern etwa 1 Prozent der retinalen Ganglienzellen, denen man diese besondere Fähigkeit in Bezug auf die innere Uhr des Menschen noch bis zum Ende des 20. Jahrhunderts gar nicht »zugetraut« hätte. Betrachtete man sie doch als nichts weiter denn normale Neuronen, die eben den optischen Nerv bildeten. Sie sind aber, wie sich herausstellte, lichtempfindlich und enthalten ein spezielles Fotopigment, das Melanopsin, das auf blaues Licht reagiert. Dieser fotosensitive Anteil der Ganglienzellen sendet Informationen zur Umgebungshelligkeit an den SCN. Die Lichtreize werden zur Zirbeldrüse weitergeleitet. Bei entsprechender Lichteinwirkung werden auf diese Weise regelrechte Signalkaskaden ausgelöst, die die Uhren-Gene in Gang setzen. Dieses System aus suprachiasmatischem Nucleus und Zirbeldrüse beeinflusst dann Körpertemperatur, Blutdruck, Stoffwechsel und vieles mehr.

Rhythmus ist Leben

Die endogenen Rhythmen, die eine Periodenlänge von etwa 24 Stunden haben, nennt man »zirkadianen Rhythmus« (vom lateinischen *circa* für »um … herum, etwa« und *dies* für »Tag«). Dieses zirkadiane Auf und Ab betrifft im Menschen so gut wie alle biologisch getakteten körperlichen und seelischen Systeme (Schlaf-wach-

Rhythmus, Nahrungsaufnahme und -verstoffwechslung, Bewegungsabläufe und so weiter). Daneben gibt es *ultradiane Rhythmen*, die eine deutlich kürzere Zeitspanne als 24 Stunden umspannen (wie Atmung oder Pulsfrequenz), und *infradiane Rhythmen*, die pro Umlauf länger als 24 Stunden anhalten (wie jahreszeitlicher Wechsel, Wachstums-, Fortpflanzungsabläufe oder Heilungsprozesse).

Wir sollten uns dieser zentralen natürlichen Zyklen wieder bewusster werden. Sie sorgen dafür, dass seit Jahrtausenden möglichst viel rundläuft in unserem Organismus. Dabei zwängen sie uns in kein einengendes Korsett, sondern beleben und beruhigen uns in stetigem Wechsel. Stattdessen haben sich die meisten von uns mit Leib und Seele dem Diktat der Taktgeber von heute unterworfen: den von Menschen erfundenen Uhren, die unser modernes Leben beherrschen. »In uns ticken 100 Millionen Jahre alte biologische Uhren. Es ist arrogant zu glauben, man könne sie stellen wie eine Armbanduhr.«[13]

Der Hauptimpulsgeber in diesem biologischen System mit seinen vielfältig verzahnten, im Idealfall gut aufeinander abgestimmten Rhythmen ist natürlich die Sonne. Sie ist der für die menschliche Gesundheit seit Millionen von Jahren unverzichtbare Taktgeber. Das heißt nun nicht, dass Sie mit dem ersten Sonnenlicht aufstehen und mit den Hühnern ins Bett gehen müssen. Aber schon der gesunde Menschenverstand sollte Alarm schlagen, wenn Sie sich den ganzen Tag in hausinternen Räumen und eben nicht draußen aufhalten. Wussten Sie, dass ein Europäer im Durchschnitt höchstens zwei Stunden täglich natürliches Sonnenlicht tankt (wobei es freilich einen Unterschied zwischen Nord- und Südeuropäern gibt), ein US-Amerikaner gar nur fünf Minuten?

Unter freiem Himmel misst man bei strahlendem Sommerwetter wie gesagt um die 100 000 Lux und mehr, unter einem trüben Winterhimmel immerhin noch bis zu circa 3500 Lux. Bedenkt man nun, dass unser chronobiologisches Steuerungssystem erst ab etwa 1000 Lux eine reelle Chance bekommt, bestimmte Systeme anzufahren, Innenräume aber in Sachen Beleuchtung im Allgemeinen nur gerade mal ganze 50 bis 500 Lux erreichen, dann wird klar, dass in unserem modernen Leben etwas gewaltig schiefläuft.

Luna mit silbernem Schein

Auch der Mond ist ein natürlicher Taktgeber. Man denke nur an den stetigen Wechsel von Ebbe und Flut. Mondphasen und Gezeiten sind eng aneinandergekoppelt. Auch die Reproduktionsrhythmen von Meereslebewesen orientieren sich an diesem Nachtgestirn. Nicht zu vergessen seine mannigfaltigen Einflüsse sowohl auf die menschliche Befindlichkeit als auch das Wachstum und Gedeihen von Pflanzen.

Es ist so selbstverständlich, dass wir uns dessen oft gar nicht mehr bewusst sind: Das Licht der Sonne würde uns körperlich und seelisch auslaugen,»verbrennen« und im Endeffekt zerstören, wäre es nicht in ständigem Wechsel an das Dunkel der Nacht gekoppelt, mit der gemeinsam es erst zu einer perfekten Synchronisation unserer inneren Rhythmen fähig ist.

Und hier kommt Melatonin ins Spiel, das Hormon der Nacht, das müde macht. Es wird im Zwischenhirn von den Pinealozyten genannten Zellen der Zirbeldrüse aus Serotonin produziert und ist maßgeblich an der Steuerung des Tag-Nacht-Rhythmus im menschlichen Körper beteiligt. Licht hemmt die Produktion von Melatonin, Dunkelheit befördert sie. Mitte des 20. Jahrhunderts entdeckte ein amerikanischer Hautarzt dieses Hormon, und erst seit den neunziger Jahren nimmt man an, dass es dazu beiträgt, unser Immunsystem zu stärken, indem es aufgrund seiner antioxidativen Fähigkeiten zellschädigende freie Radikale ausschaltet und die Entstehung von Tumoren hemmt. Die von Melatonin eingeleitete Tiefschlafphase stimuliert die Ausschüttung des Wachstumshormons Somatropin und ist dazu unverzichtbar für ein gutes Gedächtnis. Melatonin kann zudem die Einschlafzeit verkürzen, stimuliert und verlängert aber auch die Traumphasen unseres Schlafs. Sind diese zu kurz, kann das offenbar die Entstehung zum Beispiel von Morbus Alzheimer begünstigen. Auch als wahrer Jungbrunnen für die Haut wird das Hormon gepriesen. Es dürfte aber in der Menschheitsgeschichte auch schon lange vor der Entdeckung seiner Anti-Aging-Qualitäten kein Geheimnis geblieben sein, dass der Teint nach einer erholsamen Nacht in der Regel einen sichtbar ausgeruhten Eindruck macht. Die Melatoninsekretion, die durch den bereits beschriebenen SCN gesteuert wird, steigt bei Einbruch der Dunkelheit an, erreicht im Laufe der Nacht ihren Höhepunkt, um in den frühen Morgenstunden wieder abzufallen. Die Aufgabe des Hormons ist es, unseren Körperzellen das Signal »Nacht« zu vermitteln, um so die entsprechenden Abläufe auch in allen Organsystemen anzustoßen und für eine bestimmte Zeit aufrechtzuerhalten.

Keine gute Idee ist es jedoch, die in Deutschland übrigens verschreibungspflichtigen Melatonin enthaltenden Arzneimittel eigenmächtig einzunehmen, um zum Beispiel Einschlafproblemen entgegenzuwirken. Allerdings ist das Hormon, verpackt in Nahrungsergänzungsmitteln oder diätetischen Lebensmitteln, durchaus so gut wie jedermann zugänglich. Piloten nutzen das manchmal wie auch andere Jetlag-Geplagte. Bis heute weiß man aber insgesamt noch zu wenig über langfristige Nebenwirkungen, so ist allein schon wegen fehlender aussagekräftiger Langzeitstudien Vorsicht geboten. Unter anderem könnte beispielsweise die Fruchtbarkeit von Mann und Frau beeinträchtigt werden. Bekannt sind auch mögliche Nachwirkungen wie Magenbeschwerden, Tagesmüdigkeit, Lethargie, Depressionen, aber ebenso Reizbarkeit und Bluthochdruck. Auch spielt der Einnahmezeitpunkt wie etwa bei der Behandlung des Schichtarbeitersyndroms eine entscheidende Rolle. Bei dieser Schlafrhythmusstörung in Folge von ständig wechselnden Arbeitsphasen und

Nachtarbeit ist der Schlaf-wach-Zyklus so gestört, dass Betroffene überhaupt nicht mehr richtig einschlafen können und über permanente Schläfrigkeit klagen.

Auch andere »Studien konnten zeigen, dass eine Melatonin-Injektion am Morgen das Wachstum experimenteller Tumore stimulierte, am Nachmittag oder Abend dagegen zu einer Hemmung des Tumorwachstums führt. Ein ähnlicher Effekt wurde auch bei depressiven Störungen beobachtet: Eine Melatonin-Gabe am Tag verschlimmerte die Beschwerden …«[14] Besondere Vorsicht sei außerdem bei Autoimmunerkrankungen, Leberfunktionsstörungen und Niereninsuffizienz geboten. Diese in natürlicher, vom Körper selbst produzierter Form und Dosis so mächtige heilsame Substanz der Nacht ist in präparierter, von außen zugeführter Form offenbar alles andere als nur harmlos. Ärztliche Begleitung sollte hier auf jeden Fall in Anspruch genommen werden.[15]

Ist die innere Uhr dauernden oder gar schwerwiegenden Störungen ausgesetzt, gerät sie zunehmend außer Takt und kann ihre anpassenden und ausgleichenden Funktionen nicht mehr hinreichend ausüben. Die unschönen Folgen lassen nicht lange auf sich warten. Wenn wir den Hebel nicht rechtzeitig umlegen, sind Fehlsteuerungen programmiert und werden ihrerseits zur tickenden Zeitbombe in unserem aus dem Rhythmus geratenen Körper.

Nicht nur die Krankheit selbst, sondern auch die Intensität der Symptome kann eng verbunden sein mit der ständigen Nichtbeachtung unserer inneren Uhren. Das fördert so schwerwiegende Leiden wie Krebs, Asthma, Depression und Epilepsie, kann aber auch allgemeines Unwohlsein, Nervosität, Konzentrations- und Verdauungsprobleme oder Schlafstörungen der unterschiedlichsten Art hervorrufen. »Gegen die Natur«, also gegen unsere seit Menschengedenken angelegten vorgegebenen Rhythmen wie den Tag-Nacht-Zyklus, zu leben kann auf Dauer nicht gutgehen.

Unser Organismus hat offenbar nicht nur eine Anatomie des Körpers, sondern auch eine »Anatomie der Zeit«. Damit ist die Chronobiologie nach Aussage des Forschers Maximilian Moser »ein echtes Zukunftsfach, denn sie beschreibt, wie wir gesund bleiben«. Nicht mehr so sehr die Krankheit stehe dann im Mittelpunkt, sondern das Bemühen um die Stärkung und Erhaltung der Gesundheit.[16]

Chronobiologische »Betthupferl«

Ein vielversprechendes und zukunftsträchtiges Gebiet ist der Teilbereich der Chronomedizin. Diese basiert auf chronobiologischen Erkenntnissen und mündet über die Chronopharmakologie in eine entsprechende Chronotherapie. Hierbei geht es darum, Medikamente in der entsprechenden Dosis zum optimalen Zeitpunkt zu verabreichen. Damit sollen bei einer bestmöglichen Wirkung des jeweiligen Medikaments zugleich dessen mögliche Nebenwirkungen gesenkt werden: »… die Wirkung von Medikamenten zeigt große Unterschiede, je nachdem, ob diese am Abend oder am Morgen gegeben werden – die Anwendung zur rechten Zeit lohnt nicht nur, sie kann bei Krebsmedikamenten sogar lebenswichtig sein.«[17] So werde in der Onkologie bereits der tageszeitabhängige Einsatz von Chemotherapeutika empfohlen. Auch die folgenden, weitere Krankheitsbilder betreffenden Beispiele erläutern diesen interessanten Sachverhalt.

Klinische Studien etwa haben ergeben, dass aufgrund der gegen 22.00 Uhr intensivsten Magensäuresekretion H2-Antihistaminika zur Behandlung von Magengeschwüren besser abends gegeben werden, damit sie ihre volle Wirkung entfalten können. Eine andere Baustelle ist zum Beispiel die Regulierung des Blutdrucks. Auch Blutdrucksenker wie ACE-Hemmer und Betablocker nimmt man am besten abends ein, weil auch sie offenbar in der Nacht am intensivsten wirken. Da Bluthochdruck und Diabetes gern gemeinsam auftreten, wird damit zugleich auch noch das Diabetesrisiko minimiert. Es reduzierte sich bei einer spätabendlichen Medikamenteneinnahme immerhin – je nach verabreichter Arznei – auf zwischen 52 und

69 Prozent. (Letztgenannte Zahl bezieht sich auf die Einnahme von ACE-Hemmern und Angiotensin-Rezeptor-Blockern.) Man muss sich das so vorstellen: In der Nacht ist das RAAS (Renin-Angiotensin-Aldosteron-System), das den Salz- und Wasserhaushalt im Körper steuert und damit Blutdruck und Blutzucker reguliert, besonders aktiv. Und genau dieses System haben die obengenannten gängigen Medikamente im Fokus. Kein Wunder, dass der Betthupferl-Effekt dann auch am meisten zu Buche schlägt.[18]

Es versteht sich von selbst, dass man Medikamentengaben, auch in Bezug auf den täglichen Zeitpunkt der Einnahme, grundsätzlich niemals ohne ärztliche Rücksprache variiert.

Nächtliche Operationen

Jeder weiß, dass in den Nachtstunden vorgenommene chirurgische Eingriffe lebensrettend sein können. Trotzdem stellen sie eine Sonderbelastung für den Chirurgen wie den Patienten dar. Daher sollte man OPs, sofern es möglich ist, auf Zeiten legen, die sowohl dem Schlaf-wach-Rhythmus des Patienten als auch dem des ausführenden Arztes gerecht werden. Nächtliches Dialysieren geht im Übrigen mit einer geringeren Lebenserwartung einher. Auch in Säuglings- und Intensivstationen kann statt ständiger Beleuchtung der auch unbewusst erlebbare tageszeitliche Wechsel von Licht und Dunkel, sprich Tag und Nacht, für schnellere Heilung sorgen.

Schlaf – Das große Geschenk der Nacht

Ein ganz enger Verbündeter der Nacht ist der melatonininduzierte Schlaf, auch »kleiner Bruder des Todes« genannt, weil er unser Wachbewusstsein von einer Sekunde auf die andere einfach ausschalten kann. Dass auch die Hypnose massiven Einfluss auf unsere bewussten Reaktionen nehmen kann, ist kein Geheimnis. Kein Wunder also, dass sie ihren Namen von Hypnos entliehen hat, dem griechischen Gott des Schlafs. Der nächtliche Schlaf ist für unsere Regenerationsmechanismen unverzichtbar. Wir schlafen jedoch nicht nur, um uns zwischendurch zweckgerichtet auszuruhen, damit wir am nächsten Tag wieder leistungsfähig sind und im Beruf oder auch bei Freizeitaktivitäten möglichst gut funktionieren können. Vielmehr sind wir grundsätzlich angewiesen auf Schlaf, damit wir gesund bleiben und unser Leben überhaupt organisieren und genießen können:

»Ein gesunder Organismus ist chronobiologisch in Harmonie – seine Rhythmen sind synchronisiert und aufeinander abgestimmt. Gestörte Rhythmen treten bei Nacht- und Schichtarbeit, bei hohem Stress und bei Jetlag auf. Neue Studien haben gezeigt, dass diese Störungen zu schweren Erkrankungen: Stoffwechselstörungen, Herzinfarkt und erhöhter Krebsrate führen können. Die Wiederherstellung einer intakten Rhythmik wird in der Medizin, insbesondere der präventiven Medizin der Zukunft eine große Rolle spielen ... Guter Schlaf ist für die tägliche Wiederherstellung von Gesundheit und Wohlbefinden von größter Bedeutung.«[19]

Wir wissen längst, dass der Schlaf keineswegs nur eine Phase ist, in welcher der gesamte Körper einschließlich des Gehirns mehr oder weniger »abgeschaltet« vor sich hin dämmert. Der Stoffwechsel wird zwar heruntergefahren, und der Blutdruck sinkt, aber Reparatur- und Verarbeitungsmechanismen arbeiten mit vollem Einsatz. Die Flut der täglichen Eindrücke und Erfahrungen wird sortiert und abgespeichert, das betrifft später abzurufende Vokabeln genauso wie etwa das Sichern von Lernprozessen bei sportlichen Aktivitäten oder die Beherrschung eines Instruments. Es ist wohl so, dass die verschiedenen Schlafphasen für das Einprägen unterschiedlicher Gedächtnisinhalte verantwortlich zeichnen.

Gerade Tiefschlafphasen sind für die nächtliche »Rundumerneuerung« unverzichtbar. Ob Wachstum, Verjüngung oder Wundheilung, all das findet in unserem Körper »wie im Schlaf« und ohne unser bewusstes Eingreifen statt. Während zum Beispiel fremdsprachliche Vokabeln oder auch Inhalte von Präsentationen ebenfalls im Tiefschlaf gefestigt werden, sind es die prozeduralen Prozesse wie Tanzen, Fahrradfahren oder andere sportliche Trainingsabfolgen, also motorische Fähigkeiten, die eher im REM-Schlaf verarbeitet und eingeprägt werden.

Die Nacht ist zum Schlafen da

Die Schlafforschung ist eine noch recht junge Wissenschaft, deren Anfänge zwar bis ins 19. Jahrhundert zurückreichen, die aber erst mit der Entwicklung und Nutzung der Elektroenzephalografie (EEG) im 20. Jahrhundert so richtig an Fahrt aufnahm. Nun konnte man Gehirnaktivitäten messen und aufzeichnen, was zu der Einsicht führte, dass auch das Gehirn in der Nacht keineswegs »nichts tut«, sondern im Gegenteil im Schlaf außerordentlich aktiv ist. Wechselnde Schlafphasen wie Tief- und Leichtschlaf wurden erkennbar. Fast jeder hat heute schon einmal vom REM-Schlaf gehört, dem Traumschlaf mit den schnellen Augenbewegungen (*rapid eye movements*). Er zeichnet sich durch eine hohe Gehirnaktivität aus und ist dazu eng verknüpft mit der Effizienz unseres Langzeitgedächtnisses.

Nächtlicher Schlaf ist ein multifunktionales Phänomen, das den gesamten Körper »entschlackt« und reorganisiert und damit in seinem Wirkpotenzial weit über vordergründig betrachtete Regeneration hinausgeht. Das Gehirn spielt hierbei eine zentrale Rolle. Einer der führenden US-amerikanischen Schlafforscher, J. Allan Hobson, bringt das folgendermaßen auf den Punkt: *»Wir schlafen für das Hirn, der Schlaf kommt vom Hirn, und der Schlaf wird vom Gehirn gemacht.«* Und der deutsche Schlafexperte Peter Spork ergänzt:

»Das Gehirn braucht, um arbeitsfähig zu bleiben, den (gesunden) Schlaf.«[20]

Jeder weiß aus eigener Erfahrung, dass, wer aus welchen Gründen auch immer zu wenig geschlafen hat, lustlos und unkonzentriert bis vergesslich wird und sich allgemein unwohl fühlt. Das Immunsystem ist nicht mehr so abwehrstark, wie es sein müsste, wir bekommen eher eine Erkältung, akuten wie chronischen Entzündungen wird Vorschub geleistet, der gesamte Stoffwechsel ist beeinträchtigt, und die Hormone, die beispielsweise den Appetit regeln, geraten ebenfalls außer Takt. Erwiesen ist nicht nur, dass zu wenig Schlaf die Ausschüttung des Stresshormons Cortisol und den Blutdruck erhöht, Herz- und Gelenkprobleme befördert, ja sogar unser moralisches Urteilsvermögen und die Fähigkeit, Risiken adäquat einzuschätzen, beeinträchtigen kann. Insgesamt entsteht ein Zustand, der die Krankheitsanfälligkeit des menschlichen Organismus deutlich erhöht. Schlafmediziner wie Dr. Dieter Kunz, Chefarzt der Abteilung für Schlafmedizin am St.-Hedwig-Krankenhaus in Berlin, messen gesundem Schlaf eine »überragende Bedeutung« für unsere Gesundheit bei.[21]

Nur leider scheint das in unserer heutigen Kultur noch nicht so recht angekommen zu sein. Peter Spork jedenfalls stellt klipp und klar fest: »Unsere Gesellschaft ist schlaffeindlich«.[22] Die meisten Menschen schliefen schlicht zu wenig, meint auch Till Roenneberg: »In unserer Kultur herrscht eine merkwürdige Bewusstseinsspaltung. Einerseits gilt noch immer das Ideal aus Zeiten der Agrargesellschaft: Wer was schaffen will, muss früh raus. Langschläfer gelten als faul. Andererseits wollen wir moderne Global Player sein – immer unter Strom, immer erreichbar.«[23]

Wir alle wissen auch, dass Schlafentzug als besonders perfides, auch leider heute noch gebräuchliches »Folterinstrument« im Extremfall zum Tode führt. Schon nach einer Woche gravierenden Schlafmangels kann sich neben vielen anderen Beeinträchtigungen die Gefahr, etwa eine ernste Erkrankung des Herzens zu riskieren, deutlich erhöhen. Eine Forschergruppe finnischer Mediziner der University of Helsinki unter Leitung von Tarja Porkka-Heiskanen weist warnend darauf hin, dass zu wenig Schlaf den Cholesterinstoffwechsel stört und in der Folge unsere Blutgefäße schädigt. Bestimmte Gene, die für einen reibungslosen Cholesterintransport zuständig sind, können offenbar nicht mehr optimal funktionieren. Die finnischen Forscher berufen sich auf gleich mehrere unabhängig voneinander durchgeführte Untersuchungen. So konnten verschiedene epidemiologische Studien aufzeigen, dass zu wenig Schlaf Herz-Kreislauf-Erkrankungen hervorrufen kann und verbunden damit ein höheres Sterblichkeitsrisiko zur Folge hat sowie eine generell niedrigere Lebensdauer. Die Schlafforscher warnen, dass es der allgemeinen Aufklärung darüber bedarf, damit die Menschen erkennen, welch große, oft verkannte Bedeutung ausreichender, erfrischender Schlaf neben gesunder Nahrung und genug Bewegung für unser Wohlbefinden und unsere Gesundheit hat.[24]

Schon eine Woche mit knapp weniger als sechs Stunden Schlaf täglich soll in den menschlichen Blutzellen die Aktivität Hunderter Gene verändern – das kann von Konzentrationsproblemen bis hin zu vielen anderen Störungen der wichtigen Regenerationsprozesse führen. Dies jedenfalls haben Forscher um Derk-Jan Dijk von der britischen University of Surrey herausgefunden und 2013 veröffentlicht. Auch das Team um Frank Scheer von der Harvard Medical School in Boston kommt zu ähnlichen Ergebnissen.[25] Die Verschiebung der inneren Uhr nach hinten und Schlafmangel führen im Endeffekt dazu, dass der Körper außer Takt gerät – wie ein riesiges Orchester, dem der Dirigent abhandengekommen ist.

Schicht im Schacht

Es wundert also nicht, dass gerade häufige Nachtarbeit und besonders die wechselnde Schichtarbeit, die ein Hin und Her der Schlafenszeiten nach sich zieht und damit einen Eingriff in den natürlichen Regenerationsrhythmus darstellt, eine nicht zu unterschätzende Gefahr für die menschliche Gesundheit bedeuten. Etwa sechs Millionen Deutsche arbeiten derzeit in Schichtarbeit, eine Zahl, die über die Jahre deutlich angestiegen ist. Nachtdienst, das bedeutet Arbeit zwischen 23.00 und 6.00 Uhr,»schieben« circa 3,3 Millionen. In unserer Welt wird der Takt lange nicht mehr nur von natürlichen Impulsspendern vorgegeben.

In all der oft genug hektischen, gewinnorientierten Betriebsamkeit gerät aber zunehmend in Vergessenheit, dass wir nicht irgendwo »außerhalb« der Natur leben, sondern als einer ihrer Bestandteile in deren hochkomplexes Geflecht unveränderbar eingebunden sind. Das betrifft auch das häufig fast selbstverständliche Ignorieren überlebenswichtiger biologischer Taktgeber, die zu überlisten ein höchst gefährliches Unternehmen ist.

Nacht- und Wechselschichten gehen aber nicht nur mit unregelmäßigen und unnatürlichen Arbeitszeiten einher. Hinzu kommt, dass Schichtarbeiter im Vergleich zu »normal« lebenden Arbeitnehmern in der Regel auch noch zwei bis vier Stunden weniger schlafen, was sich zu einem brandgefährlichen Schlafdefizit ausweiten kann – und das im wahrsten Sinn des Wortes. Die mit Müdigkeit einhergehende gesunkene körperliche und geistige Leistungsfähigkeit kann schließlich auch schon ohne Schichtarbeit über den Autounfälle provozierenden Sekundenschlaf von Hausbränden bis zu Schiffshavarien und sogar Atomreaktorunfällen fatale Folgen haben. Und wer meint, alles sei schließlich nur Gewöhnung, liegt falsch. Selbst nach jahrelanger Nachtarbeit kann man der großen Müdigkeit gerade zwischen 2.00 und 5.00 Uhr nicht entgehen, und das betrifft neben dem Körper auch Geist und Seele.[26] Der Chronobiologe Thomas Kantermann stellt fest:»*Untersuchungen haben gezeigt, dass Schichtarbeiter bei allen Zivilisationskrankheiten wie Herz-Kreislauf-Problemen, Diabetes, Depression, Insomnie (Schlaflosigkeit) und sogar Krebserkrankungen auffällig häufig betroffen sind.*«[27]

Bereits vor fast zehn Jahren fühlte sich die Weltgesundheitsorganisation WHO bemüßigt, auf der Grundlage verschiedener Forschungsergebnisse Nachtarbeit als »wahrscheinlich krebserregend« einzustufen. Das Risiko, an degenerativen Leiden wie Brustkrebs zu erkranken, ist demnach deutlich erhöht. Wer immer wieder nachts bei Kunstlicht arbeitet, senkt seinen Melatoninspiegel erheblich und mindert dementsprechend auch gleich die antioxidativen, also zellschützenden Fähigkeiten dieses wichtigen Nachthormons.

Neben Schicht- und Nachtarbeit sind auch überlange Arbeitszeiten, das heißt also körperliche oder geistige Anstrengung bis spät in die Nacht hinein, im Vormarsch. Hinzu kommen deutlich mehr registrierte Verstöße gegen das Arbeitszeitgesetz. Was heißt das alles?

Wir machen die Nacht zum Tage und vergessen darüber, dass uns schon allein der damit verbundene erhöhte psychologische Stressspiegel über kurz oder lang mit lebenszeitverkürzenden Krankheiten konfrontieren kann. Und nicht nur das: Auch die in der Arbeitswelt dringend nötige Innovationskraft, die doch immer auf kreative neue Ideen angewiesen ist, geht peu à peu verloren.

Der Psychologe Stephan Grünewald charakterisiert die Deutschen als »zunehmend erschöpft« und meint, dass der »Gipfelpunkt« an Dauerstress inzwischen erreicht sei. »Und am Ende des Tages fallen dann viele total ermattet und ausgepowert ins Bett.«[28] Ja, möchte man einwenden, wenn sie dies denn wenigstens auch täten. Natürlich ist Nachtarbeit manchmal – wie in der Gesundheitsbranche – absolut notwendig. Wichtig ist deshalb, dass man nicht achtlos gegen den eigenen Rhythmus lebt und zudem Vorsorge trifft, um negative Folgeerscheinungen auf ein Minimum zu reduzieren. Das betrifft zunächst einmal den organisatorisch sensiblen, sprich flexiblen Umgang mit Nachtarbeit, den Bereich der Ernährung wie den des körperlichen Trainings, aber auch die Pflege des sozialen Miteinanders.

Und wenn Sie schon statt in der dafür vorgesehenen Nacht tagsüber schlafen *müssen*, dann sorgen Sie wenigstens dafür, dass Ihre möglichst kühle, frischluftangereicherte Schlafstätte abgedunkelt ist – oft hilft schon eine Schlafbrille –, dass Sie zudem weitestgehend von Lärm abgeschirmt sind und Aufputschmittel wie Kaffee und Cola nicht in Reichweite stehen.[29]

Kurz oder lang?

Das ist hier die Frage. Grundsätzlich gilt: »Je länger, desto besser« scheint als nächtliches Schlafmotto eher nicht zu taugen. Zwei groß angelegte Studien aus den USA und Japan setzen die Lebens- mit der Schlafdauer in Beziehung und kommen zum Ergebnis, dass siebeneinhalb Stunden für uns Menschen das optimale Zeitfenster darstellen. Abweichungen wie eine Stunde länger oder bis zu zwei Stunden kürzer verändern die Lebenserwartung offenbar noch nicht signifikant. Aber alles über neun und unter fünf Stunden geht wohl mit einer geringeren Lebenserwartung einher.[30]

Es gibt in der Weltgeschichte genug Beispiele für Berühmtheiten, die mit wenig Schlaf auskamen, als auch für notorische Langschläfer. Leonardo da Vinci und Napoleon etwa gehören in die erste Gruppe, Goethe und Einstein, die gern mal zehn Stunden und mehr schliefen, in die zweite.

Der Psychotherapeut Dr. Rolf Merkle meint: »Wenn man tagsüber körperlich arbeitet, schläft man in der Regel schneller ein und kommt auch schneller in die Tiefschlafphase.« Dagegen schlafen Kopfarbeiter oft eher flacher und brauchen vielleicht deswegen auch eher mehr Schlaf. Daneben hängt die Schlafdauer und -tiefe ganz erheblich vom seelischen Befinden des Einzelnen ab.[31]

Schlaf macht nicht nur schön

Wachstumshormone lassen Kinder im Schlaf größer werden, erschaffen aber auch bei Erwachsenen neue Hautzellen und regenerieren somit die Haut. Man spricht nicht umsonst vom nächtlichen »Schönheitsschlaf«. Aber das ist neben all den krankheitsverhütenden und heilenden Qualitäten bei Weitem nicht alles. Ausreichender Schlaf macht auch »schlauer«: Schließlich entlastet *und* stärkt er das Gehirn, sortiert Unnötiges aus und verfestigt zu Erlernendes. Außerdem werden bei mangelndem Nachtschlaf in unserem Denkorgan auch einfach zu wenig neue Nervenzellen gebildet, die für die kontinuierliche Verdrahtung aktueller und älterer Wissensinhalte unerlässlich sind.

Schlaf ist zudem der Libido zuträglich, da er die sexuelle Bereitschaft von Mann und Frau anregen kann. Wenn Penis und Klitoris in der Nacht gut durchblutet sind, wird das jedenfalls nicht unbedingt zur Enthaltsamkeit motivieren.

Macht genügend Schlaf dazu vielleicht auch noch schlank? Nun, er trägt insofern dazu bei, als müde Menschen in der Regel mehr essen. So wird im Körper von notorisch zu wenig Schlafenden auch weniger Leptin gebildet, ein Botenstoff, der den Appetit zügelt. Dafür steht aber mehr von dem in Magenschleimhaut und Bauchspeicheldrüse produzierten Ghrelin zur Verfügung, einem appetitanregenden Hormon, das möglicherweise auch noch die Alkoholabhängigkeit erhöht ...[32]

Das einzig wichtige Kriterium für genügend Schlaf ist für Schlafforscher Jürgen Zulley die Tatsache, dass man sich tagsüber frisch und ausgeruht fühlt: »Man sollte sich nicht darauf versteifen, unbedingt sieben Stunden schlafen zu wollen. Damit setzt man sich unter Druck und schläft schließlich wirklich schlecht.«[33]

Aber auch der Umkehrschluss ist richtig: Wenn Sie mehr Schlaf brauchen, holen Sie ihn sich! In der Kürze liegt eben nicht immer die Würze. Lassen Sie sich also auch hier nicht verrückt machen, sondern entscheiden Sie selbst. Es ist zudem nicht zwingend nötig, eine »auf Biegen und Brechen« ununterbrochene Nachtschlafenszeit zu absolvieren. Schon alle stillenden Mütter wissen das, ein gesunder müder Körper »holt sich seinen Schlaf schon«, wie der Volksmund sagt. (Ausgenommen sind hier natürlich gravierende chronische Schlafstörungen, die ärztlicher Fürsorge bedürfen.)

Interessant ist in diesem Zusammenhang, was A. Roger Ekirch in seinem Buch *In der Stunde der Nacht* beschreibt, das sich unter anderem auf alte Tagebücher stützt. So berichtet er über eine Art normale Schlafpause, die bei der Landbevölkerung auch noch im frühen 20. Jahrhundert bekannt gewesen sei. Bei uns Westeuropäern habe es bis zum Ende der frühen Neuzeit zwei Schlafabschnitte gegeben, die von einer »stillen Wachphase« von mindestens einer Stunde unterbrochen wurden. Dieser Intervallschlaf scheint gar nichts Außergewöhnliches gewesen zu sein, und man nutzte das »angstfreie Wachsein« zu angenehmen oder meditativen Aktivitäten der verschiedensten Art. Im Zuge ihrer Nachforschungen entdeckten Anthropologen auch in Afrika ähnliche Schlafmuster.[34]

»Mein Herz ist frei und leicht«, so umriss ein Zeuge Ekirchs diesen Zustand, und der bekannte Schriftsteller Nathaniel Hawthorne schrieb über das Erwachen aus dem Mitternachtsschlummer:

> *»Wenn man sich aus der ganzen Nacht eine Stunde der Wachheit aussuchen könnte, dann wäre es diese … Man findet hier einen Zwischenraum, in den die Angelegenheiten des Alltags nicht eindringen, in dem der flüchtige Augenblick verharrt und wahrhaftig zur Gegenwart wird.«*[35]

So wesentlich es sein mag, genügend Schlaf zu tanken – und dafür ist die Nacht zweifelsfrei am besten geeignet –, so wichtig ist die Erkenntnis, dass Angst und Zwang oder gar die ständige Einnahme von Schlafchemikalien hier nicht zielführend sind. Wird die Nachtruhe aus irgendeinem Anlass unterbrochen, ist das noch kein Grund zur Besorgnis und beileibe kein Weltuntergang. Wussten Sie, dass die meisten Schlafenden sowieso in der Regel nachts gleich mehrfach kurz aufwachen, dies aber normalerweise am nächsten Morgen vergessen haben?[36]

Doch wie gesagt: Sollten Sie chronische Schlafprobleme entwickelt haben und darunter leiden, so ist der Rat eines verantwortungsvollen Heilkundigen einzuholen.

Licht als Schlaf-Spoiler

Die Lichteinwirkung ist heutzutage einer der bedeutendsten Störfaktoren für die Schlafqualität. In vielen Schlafzimmern wird es gar nicht mehr richtig dunkel. Daran können Geräte wie laufende PCs, Licht, das aus anderen Wohnräumen einfällt, Leuchtreklamen von draußen oder gar die eigene Außenbeleuchtung beteiligt sein. Pech hat auch der, vor dessen Schlafzimmer eine nicht abgeblendete Straßenlaterne steht und der über keine qualitativ guten Rollläden oder andere effektive Abdunklungsmöglichkeiten verfügt. Studien deuten darauf hin, dass zum Beispiel die Brustkrebsrate bei Frauen und die Prostatakrebshäufigkeit bei Männern umso höher ausfällt, je heller Gebiete nachts beleuchtet sind.[37]

Hirnstrommessungen im Schlaflabor zeigen deutliche Unterschiede zwischen Probanden, die unter Lichteinwirkung schlafen, und solchen, die bei völliger Dunkelheit schlummern durften:

»... die Summe der Indizien lässt den generellen Schluss zu, dass künstliches Licht zu Zeiten, in denen der Körper Ruhe braucht, die Gesundheit langfristig negativ beeinflusst. Das sollte zu denken geben – zumal viele störende Lichtquellen mit geringem Aufwand neutralisiert werden könnten. Soforthilfe bieten eine wirksame Abdunklung des Schlafraums sowie die Verwendung von warmem Licht in den aktiven Abendstunden im (nicht nur) heimischen Umfeld. So kann die Nacht ihren Segen entfalten.«[38]

Zum Schlafen gehört Träumen

Und das geschieht am besten in der Nacht. Träume zu deuten ist nicht immer einfach. Aber die nächtlichen Bilder deswegen immer noch als eher nichtssagendes, grundsätzlich wirres, willkürliches Durcheinander von impulsiven Zufallsphänomenen zu belächeln wäre schlicht zu kurz gegriffen.

Das Sprichwort »Träume sind Schäume« kennt wahrscheinlich jeder, doch auch wenn die Ordnung von Zeit und Raum im Traum aufgehoben ist, Inhalte sich überlagern und ineinanderfließen, so können dadurch doch interessante neuartige Verknüpfungen entstehen, und auch völlig Verdrängtes vermag wieder »ans Tageslicht« zu kommen:

»Das Träumen ist ein wichtiges Korrektiv zur Überspanntheit des Tages. Der Traum ist nicht sinnlos und auch kein Hirngespinst, er ist ein produktives Selbstgespräch der Seele. Vor allem das nächtliche Träumen macht uns auf Wünsche oder Probleme aufmerksam, die in der hektischen Betriebsblindheit des Tages aus unserem Blick geraten sind. Ohne das Träumen rennen wir uns fest in rasendem Stillstand ...[Es] eröffnet einen anderen Blick auf das Leben, der erst mal wirr, befremdlich, abstrus ist. Der uns aber in letzter Konsequenz aus diesem alternativlosen Weiter-so herausreißt.«[39]

Freuen Sie sich auf Ihre Nachtruhe, seien Sie gespannt auf Ihre Träume – und schreiben Sie sie nach dem Aufwachen am besten gleich auf, denn jeder weiß, wie schnell man sie vergisst. Beides, achtloses Unterbewerten oder zwanghaftes Überbewerten, hilft hier aber nicht weiter. Der goldene Weg liegt wieder einmal in der Mitte. Die nächtlich-dunklen Hieroglyphen der Seele zu entziffern kann Spaß machen und Sie in Ihrem Selbstverständnis in ungeahnter Weise voranbringen.

Der Traum als virtuelle Realität der Nacht

Der renommierte US-Wissenschaftler Allan Hobson bezeichnet das Träumen in seinem Vortrag »Dreaming as Virtual Reality« als einen veränderten oder erweiterten Bewusstseinszustand. Er wendet sich damit gegen den großen Traumdeuter und Begründer der Psychoanalyse Sigmund Freud, der Träume eher als unbewusste geistige Prozesse einstufte. Hobson hingegen charakterisiert Trauminhalte der nächtlichen REM-Phase als *protoconsciousness* und erkennt ihnen damit den hohen Status einer Art *Ur-Bewusstsein* zu.[40]

Alles hat seine Zeit – auch die Organuhr

Dass unser Körper von Kopf bis Fuß seit Menschengedenken Höchstleistungen auch in der Nacht vollbringt, ist heute in der westlichen Medizin kein Geheimnis mehr. Viel länger schon beschäftigt sich die Traditionelle Chinesische Medizin (TCM) mit diesem Thema. Etwa 200 Jahre vor unserer westlichen Zeitrechnung erkannten Heilkundige aus dem Reich der Mitte, dass auch der menschliche Körper (nicht nur) innerhalb von 24 Stunden bestimmte Zyklen durchläuft. Trägt man diesen Rechnung und lebt man in Einklang mit ihnen, so die Schlussfolgerung, führt das zu Wohlbefinden und Gesundheit. Eine auf Erfahrungswissen gegründete »Frühform der Chronobiologie«?

Auch hierzulande haben viele Menschen mittlerweile schon einmal von den beiden zentralen Prinzipien Yin und Yang gehört, die der gesamten chinesischen Philosophie und Medizin zugrunde liegen. Vereinfacht ausgedrückt, bedeutet Yang Aktivität und Wärme, Yin Ruhe und Kühlung. Alles im Leben hat zwei Seiten, ohne die eine Kraft wäre die andere nicht denkbar: Licht und Schatten, Wachen und Schlafen, Tag und Nacht. Die beiden Seiten bezeichnen und umreißen zwar zwei verschiedene Pole, sie sind jedoch alles andere als strenge Gegensätze, sondern gehen ineinander über und bedingen sich gegenseitig.

Wird dieses rhythmisierte universale Geflecht von äußeren und inneren Prozessen nachhaltig und dauernd gestört, indem wir zum Beispiel unser naturgegebenes Ruhebedürfnis im Vergleich zu übertriebener Aktivität missachten, geht das auf Kosten der Lebensenergie, »Qi« genannt. Diese universale Lebenskraft wird gespeist aus materieller und seelisch-geistiger Nahrung und zirkuliert auf bestimmten Leitbahnen, den Meridianen, die unseren Körper netzwerkartig überziehen. Die zwölf Hauptmeridiane wiederum sind ganz bestimmten einzelnen Körperorganen beziehungsweise -systemen zugeordnet, die jeweils im Laufe von 24 Stunden etwa zwei Stunden lang ihre maximale Energie entfalten können. Circa zwölf Stunden später ist das Energieniveau des jeweiligen Organs auf seinem Tiefpunkt angelangt, sodass sich immer zwei Organe je nach Stand des jeweiligen Durchlaufs als »Partner« gegenüberstehen und bei gesundheitlichen Problemen auch gemeinsam therapiert werden sollten. Damit vereint die TCM den äußeren zirkadianen Rhythmus von Tag und Nacht mit den im Körperinneren ablaufenden Organzyklen zu einem gleichberechtigten partnerschaftlichen »chronobiologischen« System.

Und diese *Organuhr*[41] der TCM beginnt mitten in der Nacht: Zwischen 3.00 Uhr nachts und 5.00 Uhr morgens, wenn die meisten Menschen (hoffentlich) tief schlafen, tut sich das Zeitfenster der Lunge auf, das den Organismus ganz allmählich, aber mächtig mit frischer Energie für die täglichen Herausforderungen versorgt. Der Lunge wird in den uralten Lehren der TCM ganz besonderes Gewicht bezüglich der allgemeinen Rhythmisierung und Gesunderhaltung aller Körperfunktionen zugesprochen. Damit die Lunge viel Kraft sammeln und damit Qi bereitstellen kann, ist zum Beispiel ein gut durchlüftetes Schlafzimmer hilfreich.

Von 5.00 bis 7.00 Uhr folgt die Zeit des Dickdarms, der mit verschiedenen innerkörperlichen Reinigungsprozessen in Zusammenhang steht, aber auch für einen ausgeglichenen Umgang mit materiellen und immateriellen Gütern konnotiert ist. Durch eine ausgewogene Ernährung mit reichlich grünen Blättern, frischem

Gemüse, Nüssen und Samen unterstützen Sie seine wichtige Arbeit wirkungsvoll.[42]

Das betrifft auch die Magenzeit zwischen 7.00 und 9.00 Uhr, sie hat zudem mit dem komplexen Thema Aufnahmebereitschaft zu tun. Ob Übelkeit, Erbrechen oder Emotionales – was uns im wahrsten Wortsinn »auf den Magen schlägt«, kann uns zu schaffen machen. Wenn Lebensfreude und Lust an einem neuen Tag in Disstress sowie Hektik auf der Strecke bleiben, ist das körperlich-seelische Gleichgewicht empfindlich gestört, und mannigfaltigen Beschwerden wie etwa gravierenden Herzproblemen wird Vorschub geleistet.

Von 9.00 bis 11.00 Uhr folgt die Zeit der Milz, aber auch die Bauchspeicheldrüse gibt Gas und stellt reichlich Enzyme als Biokatalysatoren bereit. Die geistige Kapazität ist jetzt hoch, für viele Menschen eine ideale Phase, um knifflige Aufgaben zu lösen oder Prüfungen zu absolvieren. Die nötige Energie dazu schöpfen wir wiederum aus unserer Nahrung, die unseren hochkomplex getakteten Organismus funktionstüchtig erhalten und erst so richtig in Schwung bringen kann. Die gewaltige Überfülle an minderwertigen, von der Nahrungsmittelindustrie mit unkalkulierbaren Zutaten »angereicherten« Lebensmitteln macht es zuweilen nicht leicht, hier gegenzusteuern. Eine bewusste Rückkehr zu möglichst natürlicher und unverfälschter Kost ist eine hervorragende Möglichkeit für Körper und Geist, einen besseren Weg zu finden.

In der Herzzeit zwischen 11.00 und 13.00 Uhr gilt es, Luft zu holen, sich zu öffnen und freundschaftlich, *herzlich* eben, auf andere zuzugehen und auf diese Weise sich selbst und seine Mitgeschöpfe – ob Mensch oder Tier – in emotionaler Wärme »zu baden«. Großzügigkeit und Offenheit sind angesagt. Sich zwanghaft verausgaben sollte man jetzt auf keinen Fall.

Nach dem Mittagessen ist dann das Dünndarmsystem, das ganz allgemein fürs Sortieren und Gewichten von körperlichem und seelisch-geistigem Input steht, in der Zeit von 13.00 bis 15.00 Uhr besonders aktiv. Da die Leistungsfähigkeit sinkt, ist jetzt nachweislich ein Mittagsschläfchen gerade für die Gesunderhaltung des Herzens eine gute Entscheidung.

Anschließend »übernimmt« der Blasenmeridian zwischen 15.00 und 17.00 Uhr und flutet den Organismus über die Blase mit neuer Energie. Der Cortisolspiegel ist niedrig, das Immunsystem arbeitet auf Hochtouren. Selbstbewusst Neues angehen, Lernen und das Gelernte zu festigen gelingt nach der Mittagsflaute nun besonders gut. Um dieses willkommene zweite Leistungshoch zu fördern, ist es hilfreich, den Körper mit ausreichend Flüssigkeit wie Wasser und Kräutertee zu hätscheln.

In der Phase zwischen 17.00 und 19.00 Uhr – im Winter ist es schon dunkel, und die Nacht schickt ihre Vorboten voraus – sind die Nieren mit viel Einsatz am Werk. Fahren Sie langsam Ihr Alltagstempo zurück und verschleudern Sie Ihr Energiereservoir nicht. Eine angenehme Trainingsrunde lässt sich jetzt noch ganz gut absolvieren, dazu sind Geschmacks- und Geruchssinn geschärft. Die richtige Zeit für ein leichtes Abendessen ist gekommen.

Die nun anschließende Zeitspanne zwischen 19.00 und 21.00 Uhr ordnet die TCM dem sogenannten Perikard zu, dem die Energie des Herzens beschützenden Herzbeutel. Er versinnbildlicht das »dicke Fell«, das manchmal vonnöten ist, um unsere persönliche Integrität zu wahren. Vermeiden Sie jetzt stressige Situationen und lassen Sie ihren Organismus langsam zur Ruhe kommen.

Die Nacht mit ihrem ganz eigenen ordnenden und regenerierenden Potenzial ist im Anzug. Wärmende Energie des sogenannten Dreifachen Erwärmers (Sanjiao) ist bereit, Körper und Geist zwischen 21.00 und 23.00 Uhr einzuhüllen und vor negativen Einflüssen abzuschirmen. Die Verdauungsorgane stellen sich auf Nachtruhe ein, und es ist nicht sonderlich klug, sich gerade jetzt noch den Magen so richtig vollzuschlagen. Gehen Sie achtsam mit sich um, stärken Sie den harmonischen Dreiklang von Körper, Geist und Seele, und vermeiden Sie möglichst jede Überanstrengung.

»Nur« die Gallenblase steuert nun – ganz im Gegensatz zum Herzen – noch auf ein Energiehoch zu: Es ist die Zeit zwischen 23.00 und 1.00 Uhr, Bettgehzeit also. Der Parasympathikus des vegetativen Nervensystems ist nun maßgeblich daran beteiligt, Stoffwechsel, Blutdruck und Herzschlagfrequenz herunterzufahren. Das trifft dann auch körpereigene schmerzmindernde Substanzen, was dazu führen kann, dass man im Bedarfsfall entsprechende Mittel von außen zuführen muss. Zerbrechen Sie sich jetzt noch den Kopf wegen irgendeines Problems und kommt Ihnen gar deswegen »die Galle hoch«? Versuchen Sie, Ihrem Leben eine gewisse Struktur zu geben – und sei es, indem Sie sich jetzt gleich Bleistift und Papier besorgen, um zu notieren, was morgen am besten erledigt werden sollte. So bekommen Sie manch Belastendes erst einmal »aus dem Kopf« und sinken leichter in den wohlverdienten Schlaf.

Nun – mitten in der Nacht – läuft im TCM-Zyklus der Organe schließlich noch die Lebertätigkeit zu energetischer Hochform auf: Das Entgiftungsorgan Nummer eins leistet in der Zeit zwischen 1.00 und 3.00 Uhr wichtige Stoffwechselarbeit, die man zum Beispiel durch das Konsumieren von Alkohol nicht noch erschweren sollte. Kraftvoll, bewahrend und flexibel zugleich, steht die Energie der Leber im Verständnis der chinesischen Medizin für das Ausbalancieren von Vergangenem, Gegenwärtigem und Zukünftigem. Belasten Sie Ihre Leber nicht unnötig mit ungesunden Nahrungs- und Suchtmitteln oder Medikamentengaben bei jedem kleinen Wehwehchen. Tagsüber bietet zudem sanfter, der eigenen Befindlichkeit angepasster Ausdauersport auch für die so wichtige Funktion der Leber wertvolle Unterstützung. Last, but not least: Gönnen Sie Ihrer Leber nachts eine Exklusivzeit – Sie brauchen dafür nichts mehr zu tun, als fest zu schlafen.

Der Kreis schließt sich mit dem steigenden Qi-Niveau der Lunge, das einen neuen Zyklus einleitet:

»So wie die Wellen des Meeres anschwellen, sich am Strand brechen und das Wasser sich erneut aufbaut, so wie wir ein Leben

lang einatmen und ausatmen, so ist die Wechselhaftigkeit eine Ur-Erfahrung des Menschen. Ein Höhepunkt bedeutet bereits den Beginn des Abschwungs – der am Tiefpunkt in den erneuten Aufschwung übergeht.«[43]

Gute Besserung!

Beschwerden, die zu bestimmten Zeiten auftreten, können ein Signal dafür sein, dass mit dem entsprechenden Körperorgan etwas nicht stimmig läuft. Bekommt man zum Beispiel immer mitten in der Nacht einen Hustenfanfall, ist eine mögliche Verbindung zur Lunge naheliegend. Hier beginnt unter anderem das große Behandlungsfeld der Akupressur und Akupunktur. Schließlich sind die Meridiane mit Hunderten von »Qi-Höhlen« gespickt, Akupunkturpunkten, die man in anregender oder beruhigender Weise stimulieren kann, um blockierte Energieflüsse wieder in Gang zu bringen. Es ist interessant, dass sich Beobachtungen westlicher Mediziner mit den Zeitfenstern der TCM decken. So erleben Notärzte Asthmaanfälle angeblich vermehrt in den frühen Morgenstunden, Herzinfarkte am Vormittag und Gallenkoliken um Mitternacht.[44]

Chronobiologie und Ernährung

Bekanntlich benötigen wir eine ganze Reihe wertvoller, mit der Nahrung zuzuführender Stoffe, um gut oder – besser noch – optimal funktionieren zu können. Die Frage hierbei ist aber nicht nur, welche Nahrungsmittel Sie in welcher Dosis zu sich nehmen und wie Sie sie kombinieren, sondern auch *wann* Sie das tun und in welcher Stimmung. Hier mögen neben den uralten Erfahrungen und Lehren, wie sie in der traditionellen fernöstlichen Medizin festgeschrieben sind, auch die Erkenntnisse der modernen Ernährungswissenschaft hilfreich sein.

Viele, die meinen, sich bewusst richtig zu ernähren, und der Überzeugung sind, dass sie in dieser Hinsicht nun wirklich ausgesprochen verantwortungsvoll mit ihrem Körper umgehen, haben möglicherweise eines übersehen: den richtigen Zeitpunkt, zu dem sie sich die Nahrungsmittel einverleiben. Denn auch nach neuen Erkenntnissen der praktizierenden Chronobiologie ist eine angemessene und gesunde Nahrungsverwertung nur dann gewährleistet. Reichhaltiges Essen, vor Kohlenhydraten überquellende, fette und süße Speisen liegen, spätabends verzehrt, schwer im Magen und stören die Nachtruhe oft empfindlich. Aber auch bestimmte Vitamine oder Mineralstoffe (und diese möglichst im natürlichen und nicht chemisch aufbereiteten Verbund) können, zur falschen Zeit eingenommen, ihre Wirkungen nur unzureichend entfalten, weil die zu ihrer Verstoffwechslung wichtigen Organe gar nicht optimal bereit dazu sind. So sind beispielsweise die fettlöslichen Vitamine wie A, D, E und K im Vergleich zu den wasserlöslichen, wie etwa Vitamin C, die B-Vitamine, Biotin und andere, offenbar morgens wirksamer als abends. Hier tut sich ein großes Forschungsgebiet auf, das mit Sicherheit noch die eine oder andere Überraschung bereithält.

Und noch etwas gilt es zu bedenken: Das vor bioaktiven Stoffen nur so strotzende Menü sollte lieber nicht gerade dann zu sich nehmen, wer vor lauter schlechter Laune und emotionaler Belastung am liebsten für eine Weile abtauchen möchte. Unsere inneren Uhren werden natürlich auch beeinflusst durch unsere jeweilige emotional-geistige Befindlichkeit. Schon ein paar Körnchen Sand im Getriebe können das komplette »Räderwerk« empfindlich stören. Aber keine Angst! Gehen Sie achtsam mit sich um, dann signalisiert Ihnen Ihr Körper in aller Regel auch von ganz allein, wann die rechte Zeit gekommen ist. Und das ist in Bezug auf die Ernährung ganz sicher nicht die Nacht. *Dinner cancelling* ist nicht umsonst zum Schlagwort geworden: Das Abendessen zu streichen und bis zur nächsten Nahrungsaufnahme mindestens vierzehn Stunden zu warten soll dem Körper in der Nacht mehr Freiraum zur allgemeinen Regeneration verschaffen. So werde der Verdauungsprozess entlastet und der Blutzuckerspiegel etwas abgesenkt. Auf diese Weise könne sowohl das Nachthormon Melatonin als auch das »verjüngende« Wachstumshormon Somatropin vermehrt gebildet werden. Das klingt einleuchtend. Zu bedenken ist allerdings, dass gerade in südlichen Ländern mit hohen Temperaturen wie etwa Italien die gemeinsame Hauptmahlzeit seit jeher gern erst in den späteren Abendstunden eingenommen wird. Das Frühstück fällt dann aber in aller Regel weniger opulent aus, womit zumindest wiederum ein vielleicht ähnlicher »Kurzfasten«-Effekt wie beim *dinner cancelling* erreicht ist.

Auch hier kommt es also wohl nicht nur auf die Einhaltung starrer Zeitmodelle an, sondern ebenso sehr auf die Einflüsse und das Zusammenwirken so unterschiedlicher »Taktgeber« wie Temperaturzonen, jahreszeitlicher Verhältnisse, traditioneller Gewohnheiten und individueller Befindlichkeiten.

Rhythmus setzt Akzente

… und »rockt« nicht nur in der Popmusik. So können Tanzen, rhythmisches Sich-im-Takt-Wiegen und Bewegen zwar körperlich fordernd, dabei aber auch sehr entspannend und rundherum gesund sein. Neben den von endogenen oder exogenen Impulsen gesteuerten Zyklen reicht das Spektrum solcher und anderer immer wiederkehrender Rituale von regelmäßigen Essenszeiten und Tischgewohnheiten bis hin zu bestimmten Kursen, Treffen, Geburtstagen, Jahresfesten sowie weiteren angenehmen, turnusmäßig stattfindenden Events. Hierbei kommt es auf eine gewisse Planmäßigkeit und Verlässlichkeit an, die unseren Alltag prägt und ihm Struktur gibt.

Grundsätzlich ist nach einer aktiven Phase immer wieder Entspannung angesagt. So soll zum Beispiel die Eurhythmie[45] – eine Geist, Gefühl und Körper verbindende Bewegungskunst – das Schwingungsmuster im ganzen Organismus und damit verbunden auch die Schlafqualität verbessern können. Doch auch ein täglich

eingenommener nächtlicher Schlummertrunk in Form eines harmoni-
sierenden »Gute-Nacht-Tees« oder eine »kleine Nachtmusik«, die
nicht unbedingt von Mozart sein muss, können wunderbar entspan-
nen, den geschäftigen Tag harmonisch ausklingen und in eine rund-
um heilsame Nacht gleiten lassen.

Vom Kienspan zum Flutlicht:
Die Entwicklung des künstlichen Lichts

»Fiat lux! Es werde Licht!« Mit diesem göttlichen Befehl soll nach der biblischen Schöpfungsgeschichte einst der erste Lichtspender für unseren Planeten in Gang gesetzt worden sein: die Sonne. Doch deren lebenspendender und wärmender Schein ist allein dem Tag vorbehalten. Wohl der Urzeitsippe, die sich nach einem vom Blitz verursachten Brand Feuer in die dunkle Höhle holen konnte – und damit nicht nur Wärme und Licht, sondern auch Schutz vor wilden Tieren und Hitze zum Garen von Fleisch und anderen Speisen. Nie durfte die von den Göttern gegebene Glut erlöschen, und entsprechend sorgsam wurde sie gehütet. Eine Gemeinschaft, die kein Lagerfeuer mehr entfachen konnte, fiel buchstäblich ins Dunkel zurück.

So war es ein riesiger Fortschritt, als die Menschen lernten, mit Feuersteinen und Zunder selbst Funken, glimmende Glut und schließlich Flammen zu erzeugen. Was bislang allein der Blitz zuwege gebracht hatte, war abrufbar geworden. Ein Meilenstein der Menschheitsgeschichte.

Harzholz und Fackel

Das erste Leuchtrequisit zur Ergänzung des Lager- und Herdfeuers war der Kienspan: ein Stück leicht brennbares Nadelholz, wegen des hohen Harzgehalts gern Kiefer. Damit hatten die vorgeschichtlichen Menschen auch außerhalb der Feuerstelle etwas Licht zur Verfügung. Bestrich man einen großen Span zusätzlich mit Harz und Pech, brannte er – in Ritzen geklemmt oder auf Gestelle gesteckt – an die zwanzig Minuten. War ein Kienspan heruntergebrannt, musste ein neuer angezündet werden, oder das Licht verlosch. Die Flammen des harzigen Holzes schwärzten die Höhlendecke und verschlechterten die Atemluft. Dennoch hielt sich diese vorgeschichtliche Form der Beleuchtung in abgelegenen Gegenden Europas bis weit in die Neuzeit hinein. Bündelt man Kienspäne zur Fackel, erhöht sich die Leuchtkraft. Umwickelt man das Holz mit Fasern, saugen sich diese besonders gut mit brennbaren Stoffen voll. Vor allem die alten Griechen hatten bei kultischen Festen einen hohen Fackelverbrauch. In Homers *Odyssee*, die wahrscheinlich im 8. bis 7. Jahrhundert v. Chr. niedergeschrieben wurde, ist von Jünglingen die Rede, die brennende Fackeln in den Händen hielten, um den Gästen im Saale zu leuchten. Doch auch zu destruktiven Zwecken konnte man sie nutzen: zum Abfackeln feindlicher Städte und Schiffe.

Öllampe und Kerze

Die älteste existierende Lampe, ein flacher Stein mit einer Mulde, ist rund 20 000 Jahre alt und wurde in der prähistorischen Höhle von la Mouthe (Dordogne) gefunden.

Die später auch in der Antike weit verbreiteten Öllampen mit schwimmendem Docht hielten sich über viele Jahrhunderte, nur die Brennstoffe und die Form der Lampen wechselten. Eine wesentliche Unzulänglichkeit der Öllampe aber blieb im Wandel der Zeiten unverändert: Ihre rußende Flamme ist schwach – nur ein matter, oft flackernder Lichtpunkt im Dunkel der Nacht.

Jahrtausendelang verwendete man sowohl pflanzliche als auch tierische Öle und Fette als Brennstoff, darunter vor allem im 19. Jahrhundert auch Walöl. Im Laufe des 19. Jahrhunderts machte dann das Mineralöl (Paraffinöl, Petroleum) als Leuchtmittel Karriere. Besonders clever ging dabei der amerikanische Millionär John D. Rockefeller vor. Seine Mitarbeiter verteilten in China Hunderttausende Petroleumlämpchen. Wer die nutzen wollte, musste das Kerosin der Standard Oil Company of New York kaufen.

Doch auch die modernste Petroleumlampe mit Glaszylinder und ruhigem Licht hatte den Nachteil der Geruchsentwicklung. In diesem Punkt war die Wachskerze überlegen.

Bereits in der Antike hielt man Bienen, hatte also Wachs zur Verfügung. Die ersten Wachskerzen werden auf das 1. Jahrhundert n. Chr. datiert. Erstmals erwähnt sie der römische Schriftsteller Lucius Apuleius in einem Werk aus dem Jahr 160 – im Zusammenhang mit einer religiösen Zeremonie. Zwar sind Wachskerzen jedem Kienspan, jeder Fackel und den meisten Öllampen überlegen, doch das sauber brennende Wachs war für den täglichen Gebrauch zu teuer. So blieben die Wachskerzen zumeist den Kirchen, Klöstern und Fürstenhöfen vorbehalten. Sein Flair der Feierlichkeit hat das Kerzenlicht bis heute.

Kerzen aus Talg, dem Fett von Rindern oder Schafen, waren im Vergleich viel billiger. Ein noch preiswerterer Wachsersatz wurde erst Anfang des 19. Jahrhunderts entwickelt: Stearin aus pflanzlichen Fetten (zum Beispiel Palmöl), 1811 von dem französischen Chemiker Eugène Chevreul entdeckt.

Ob Kienspan, Fackel, Kerze oder Öllampe – jahrtausendelang konnten die Menschen der Dunkelheit nur kleine funzelige Lichter entgegensetzen. So blieb ihnen nichts anderes übrig, als ihren Lebensrhythmus an den Tag-Nacht-Wechsel anzupassen. Wenn es dunkel wurde, gingen die meisten sozusagen »mit den Hühnern« schlafen und standen dafür bei Tagesanbruch »in aller Herrgottsfrühe« wieder auf – keineswegs nur auf dem Lande.

Bis ins 19. Jahrhundert war die Nacht auch in den großen Städten überwiegend dunkel, und sittsame Bürger blieben tunlichst daheim. Vor dem späten 17. Jahrhundert bestand die einzige künstliche Beleuchtung in vielen Straßen aus dem Licht der Fenster und den

Handlaternen der Fußgänger. Die begrenzte Zahl von Öl- und Talg-
laternen, die ab dem 17. Jahrhundert in Städten wie Paris, London,
Amsterdam, Berlin und Wien aufgestellt waren, konnten daran nicht
viel ändern und würden nach heutigen Standards wohl allenfalls als
Notbeleuchtung durchgehen.

Der erste Meilenstein: Gaslaternen

Ende des 18. Jahrhunderts sahen jene, die der Dunkelheit Herr werden wollten, allmählich Licht am Horizont. 1783 entwickelte Aimé
Argand den sogenannten Argand-Rundbrenner, eine Öllampe, die
die mehrfache Helligkeit einer Kerze verbreitete. Noch viel hoff-
nungsvoller erschien die Entdeckung eines neuen Leuchtstoffs, der
dann auch tatsächlich viele Jahrzehnte lang die Straßen, Plätze und
Gebäude erhellen sollte: das Gas. Es übertraf alle bislang gekannten
Brennstoffe und brannte ausdauernd, hell und vor allem nahezu ge-
ruchlos.

In den frühen 1790er Jahren gab es in einer Fabrikanlage die ersten Versuche mit einer Gasbeleuchtung. In Wien flackerten 1802
probeweise die ersten Gasleuchten im Freien auf. Auch für Leuchttürme erwies sich das neue Licht als praktisch.

In England zeigte man sich dem Gaslicht gegenüber als besonders
aufgeschlossen. Ein deutscher Tüftler namens Friedrich Albert Win-
zer alias F. A. Winsor erhellte 1813 die Westminister Bridge mit Gaslaternen und ein Jahr später versuchsweise eine Straßenseite der Londoner Pall Mall. Mit königlicher Rückendeckung gründete er in
London die erste Gas-Gesellschaft.

Als Premiere der fest installierten öffentlichen Gasbeleuchtung in
Europa gilt der 1. April 1814, als das Londoner Viertel St. Margaret
seine alten Öllampen durch die neuen Gaslaternen ersetzte. Erste
Städte auf dem Kontinent zogen nach: Paris erhielt ab 1815 Gaslaternen, Berlin 1826 und Wien 1834.

Für die Menschen jener Zeit war die Einführung des Gaslichts eine Sensation. »Das Licht ist wunderbar weiß und strahlend«, schwärmte etwa ein Reporter des Londoner *Monthly Magazine*. Dass die frühen Straßenlampen aus heutiger Sicht romantische Funzeln gewesen sein müssen, zeigt sich darin, dass man sie bei ausreichendem Mondlicht häufig gar nicht erst in Betrieb zu nehmen brauchte.

Doch wie es stets der Fall ist, wenn eine technische Neuerung Einzug hält, gab es auch hier zeitgenössische Kritik. So veröffentlichte etwa die *Kölnische Zeitung* im März 1819 ein vernichtendes Urteil. Die Gasbeleuchtung sei verwerflich, auch deshalb, weil sie die Menschen dazu verlocke, sich nächstens unbotmäßig lange auf kühlen Straßen aufzuhalten, was sehr ungesund sein könne. Und, aus heutiger Sicht fast prophetisch: Die öffentliche Beleuchtung sei ein Eingriff in die gottgegebene Ordnung.

Aus dem Blickwinkel des Nachtschutzes bemerkenswert ist die Tatsache, dass es im 19. Jahrhundert offenbar weit verbreitet war, die Gasbeleuchtung in der zweiten Hälfte der Nacht abzuschalten, die Laternen in »halbnächtige« und »ganznächtige« zu unterscheiden oder die pro Jahr zulässigen Brennstunden zu begrenzen.

Das Entzünden und Auslöschen der Gasflammen war Aufgabe der Laternenanzünder, von denen in den Metropolen ganze Hundertschaften im Einsatz waren. Im Zeitalter der automatisierten Steuerung vermag sich heute kaum noch jemand vorzustellen, dass öffentliche Beleuchtung manuell betrieben wurde.[46]

Mit Fortschreiten des 19. Jahrhunderts waren Gaslaternen im öffentlichen Raum bald allenthalben selbstverständlich – wobei das verwendete Leuchtgas lokal durch Verkokung von Steinkohle hergestellt und in Gasometern gespeichert wurde. In den 1880er Jahren bekam die Gasbeleuchtung dann noch einen technologischen Schub: Der österreichische Chemiker Carl Auer von Welsbach konstruierte eine Gaslampe, deren Flamme durch einen Netzüberzug gezähmt wurde. Hellweißes Gasglühstrumpflicht beleuchtete bald unzählige Geschäfte, Privathäuser und öffentliche Gebäude – sofern sie denn über einen Gasanschluss verfügten. Auch als die Gasbeleuchtung später längst passé war, lebte der Glühstrumpf in Zelten und Wohnwagen von Campingfreunden noch lange weiter.

Die Erfolgsgeschichte der Gaslaternen in den Straßen der Städte kann nicht über die Krux des künstlichen Lichts hinwegtäuschen. Die Erfindung immer neuer und hellerer Lichtquellen war stets nur der eine Schritt, dem notwendigerweise der zweite, sehr viel aufwändigere folgen musste: die flächendeckende Bereitstellung des erforderlichen Energieträgers – zunächst Gas, später dann Strom. Wo Energie nicht verfügbar war, blieb es bei Petroleumlampe, Ölfunzel und Kerze. Der »kleine Mann« hatte also vom beleuchtungstechnischen Fortschritt bis weit ins 20. Jahrhundert hinein in den eigenen vier Wänden herzlich wenig.

Der zweite Meilenstein: Elektrisches Licht

Auch wenn die Gasbeleuchtung mit der Zeit immer weiter perfektioniert wurde, experimentierte man doch im 19. Jahrhundert längst mit einer alternativen Lichtquelle, die schon bald alles Bisherige in den Schatten stellen sollte: der Elektrizität.

Seeleute hatten bereits seit Jahrhunderten an den Mastspitzen ihrer Schiffe »Elmsfeuer« beobachtet, ein physikalisches Phänomen, das durch eine sogenannte Spitzenentladung ausgelöst wird. Immer mehr Forscher nahmen sich des Phänomens Elektrizität an und versuchten, ihm mit Experimenten auf den Grund zu gehen. Ein wichtiger Schritt war dabei die Erfindung der chemischen Stromerzeugung durch den Italiener Luigi Galvani, der galvanischen Zelle, im späten 18. Jahrhundert.

Die erste elektrische Lampe aber ließ noch an die hundert Jahre auf sich warten. Anfang des 19. Jahrhunderts – etwa zeitgleich zu den Arbeiten am Gaslicht – baute der Engländer Humphry Davy die erste Bogenlampe. Dabei nutzte er das Prinzip der elektrischen Bogenentladung. Der Spalt zwischen zwei Holzkohlestäbchen, die als positive und negative Elektroden fungieren, wird mit Strom aus einer galvanischen Batterie aufgeladen, bis durch Funkenschlag ein heller Lichtbogen entsteht.

Es gelang Davy, Kaiser Napoleon vom Potenzial des Bogenlichts zu überzeugen, der dem Briten sogar einen Forschungspreis verlieh. Und es war denn auch ein Franzose, Léon Foucault, der herausfand, dass sich Davys weiche Holzkohlestäbe durch ein härteres Material ersetzen lassen: Retortenkohle aus pulverisiertem Kohlenstoff, vermischt mit Ruß und Steinkohleteer.

Dennoch waren diese ersten Bogenlampen nicht wirklich praktikabel, weil immer jemand bereitstehen musste, der dafür sorgte, dass der Lichtbogen nicht in sich zusammenbrach. Doch 1848 fand Foucault mit einem Kollegen die Lösung: die sich selbst regulierende Uhrwerksbogenlampe, bei der die Kohlenstäbe mechanisch durch ein Federwerk nachgeführt wurden. So ließ sich die Brenndauer der Bogenlampe auf mehrere Stunden steigern.

1866 hatte Werner von Siemens seine elektrodynamische Maschine zur Stromerzeugung vorgestellt, was nun die bislang auf riesigen Batterien basierende Stromerzeugung wesentlich vereinfachte. Als man in den Folgejahren dann noch das Problem der Dosierung und Verteilung des Stroms in den Griff bekam, war die Bogenlampe fit für den Dauereinsatz. Am 20. September 1882 wurde in Berlin der Potsdamer Platz gleißend erhellt. Ein Augenzeuge schrieb begeistert: »Da, plötzlich, wie durch einen Zauber hervorgerufen, leuchtet es mit einem Male strahlend auf, und schneller, als es sich schildern lässt, steigt über der ganzen Straße Tageshelle auf. Ausrufe des Staunens und der Bewunderung gehen über den weiten Raum.«[47]

Zum Ende des 19. Jahrhunderts erstrahlten überall in Europa und der Neuen Welt Straßen und Plätze in elektrischem Licht. Verglichen mit den gleißenden Sonnenkugeln der Bogenlampen wirkten die etablierten Gaslaternen jetzt wie schwache Glühballons. Zur Sicherheit setzten die Kommunen aber Gas- und Bogenlicht vielfach noch nebeneinander ein – das Bogenlicht vor allem an den frühen Abendstunden, wenn auf den Straßen Betriebsamkeit herrschte. Doch je weiter das 20. Jahrhundert voranschritt, desto mehr setzte sich in den urbanen Zentren das elektrische Licht durch. Begrenzender Faktor war primär die Verfügbarkeit von Strom. Der Aufbau eines flächendeckenden Verteilnetzes sollte noch lange Zeit in Anspruch nehmen.

Wettstreit der Erfinder

Diese sukzessive Erhellung der Nacht vollzog sich weiterhin allein im öffentlichen Raum sowie auf Baustellen und in ausgewählten Gebäuden wie Theatern oder Fabrikhallen. Für den häuslichen Gebrauch waren die frühen elektrischen Lampen noch viel zu hell und zu teuer. So wurde weiter nach einer wirtschaftlichen und alltagsgerechten Lichtquelle für jedermann gesucht. Dabei galt es vor allem, einen nicht zu hell brennenden Glühstoff zu finden.

Wie in anderen Fällen der Technikgeschichte, in denen der erfinderische Durchbruch gleichsam in der Luft lag, leisteten mehrere Tüftler unabhängig voneinander Vorarbeit. Darunter der deutsche Feinmechaniker Heinrich Göbel. Er hatte bereits 1854 die erste gebrauchsfähige Glühlampe mit einer verkohlten Bambusfaser zum Leuchten gebracht. Göbel wanderte nach Amerika aus, experimentierte dort weiter und erkannte, dass man in einem Glaskolben, in dem ein Vakuum herrschte, das vorzeitige Verglühen des Glühstoffes verhindern konnte. Doch seine Glühlampe kam nicht zum Durchbruch, weil es noch an zuverlässigen und preiswerten Stromquellen fehlte.

So ging schließlich der Amerikaner Thomas Alva Edison als »Vater der Glühbirne« in die Geschichte ein. Edison war besessen von der Idee, alles, was bis jetzt mit Gas geschehen war, mit der Elektrizität zu machen, wie er in seinem Laborbuch festhielt. In Menlo Park, New Jersey, wertete er alle bisherigen Erkenntnisse und Patente zur

Elektrizität und zum Gaslicht aus und gründete 1883 die Edison Electric Light Company. Firmenzweck war die Entwicklung eines kleinen elektrischen Leuchtkörpers mit der Leuchtkraft einer Gaslampe.

In den späten 1870er Jahren suchten Edison und sein Team systematisch nach dem am besten geeigneten Glühdraht. Nachdem er Hunderte von Materialien getestet hatte, griff er ins Nähkästchen seiner Frau und verkohlte einen Baumwollfaden. Das war's! Am 19. Oktober 1879 nahm Edison die erste Kohlefadenlampen in Betrieb. 1880 beantragte er das Patent.

Auch in anderen Ländern machte man ähnliche Versuche, doch Edisons Glühlampen brannten am längsten. Sein schärfster Konkurrent, der Engländer Joseph Swan, verbesserte den Glühfaden, indem er ihm mehr Leuchtkraft und eine längere Haltbarkeit gab, und sicherte sich dafür ein Zusatzpatent. Statt sich im Konkurrenzkampf zu verschleißen, gründeten Edison und Swan die Edison and Swan Electric Light Company. In der Folge purzelten weltweit die Aktien der Gaslicht-Gesellschaften.

Edison und seinem Partner war klar, dass Glühbirnen nur im Massenverkauf Geld bringen würden und dies eines voraussetzte: Kraftwerke und Stromnetze. Mit gewaltigem Finanzaufwand begann die Edison and Swan Electric Light Company den Aufbau der nötigen Infrastruktur. Sie ließ unterirdische Leitungsnetze verlegen und entwickelte den Stromzähler. Um Kunden zu gewinnen, bot man die Glühbirnen anfänglich bewusst unter Selbstkosten an.

Helles Licht ohne übermäßige Hitze und Explosionsgefahr: Die erschwingliche Glühbirne hatte enorme Attraktivität. Das ermutigte Edison zum Bau eines Elektrizitätswerks in der New Yorker Pearl Street. Am 4. September 1882 schaltete man in einem Netzgebiet von nicht mehr als 600 mal 600 Metern den Strom an. Aus zunächst nur 400 Glühbirnen am Starttag wurden binnen zwei Monaten 5000.

Oskar von Miller, der spätere Gründer des Deutschen Museums in München, berichtete über seinen Besuch auf der Pariser Weltausstellung von 1881: »Das allergrößte Aufsehen aber erregte doch eine Glühlampe von Edison, die man mit einem Schalter anzünden und auslöschen konnte, zu welcher die Menschen zu Hunderten anstanden, um selbst diesen Schalter einmal bedienen zu können.«[48]

»Hell wie Osram«

In Europa löste die Elektrizität das Gaslicht langsamer ab. Strom war einfach noch viel zu teuer. Englische Augenärzte verunsicherten die Menschen mit der Warnung, das elektrische Licht werde sie erblinden lassen. Doch auch die Gegenseite schlug einen aggressiveren Ton an. So gingen die Berliner Glühbirnenhersteller Siemens & Halske nicht gerade zimperlich mit der billigeren Gas-Konkurrenz um und bezeichnete die Gaslampen in einem Zeitschriftenartikel als »… eine giftige, die Erstickung menschlicher Wesen verursachende und Entzündungen und Explosionsgefahr bedingende Technik«.[49]

Bereits 1897 hatte der Göttinger Physiker Walther Nernst erfolgreich Metalldraht als Leuchtfaden eingesetzt. Allerdings mussten seine »Nernstlampen« umständlich vorgewärmt werden. Doch Nernst hatte einen neuen Weg gewiesen. Der durch die Erfindung des Gasglühstrumpfs bekannte Graf Auer von Welsbach fand in einer Verbindung der Metalle Osmium und Wolfram die ideale Kombination und entwickelte dünne Glühfäden, die rasch weiß glühten und selbst bei hohen Temperaturen noch weitgehend bruchsicher waren. Im März 1906 meldete die Deutsche Gasglühlicht-Anstalt das Warenzeichen Osram für »Elektrische Glüh- und Bogenlichtlampen« beim damaligen Kaiserlichen Patentamt in Berlin an. »Hell wie Osram« wurde zum geflügelten Wort.

Mit der Erhellung der Nacht begannen gewaltige Umwälzungen in der Arbeitswelt. Nachtarbeit und Schichtdienst gewannen immer mehr an Bedeutung. Neue Möglichkeiten abendlicher Freizeitgestaltung eröffneten sich. Im Glanz der Glühlampen entwickelte sich ein modernes Nachtleben. Man traf sich in hell erleuchteten Bars und Cafés oder bummelte an beleuchteten Schaufenstern vorbei.

Die Reklameleute hatten schnell die Chance erkannt, mit Licht zu locken. Um die Jahrhundertwende hatte man die Leuchtröhre erfunden: Zylindrische Glaskörper werden mit Gas befüllt. An den beiden Enden sind Elektroden eingeschmolzen. Erzeugt man elektrische Spannung, kommt es zu einer Glimmentladung, je nach Art des eingesetzten Edelgases in unterschiedlicher Farbe, wird Neon verwendet, beispielweise Rot-Orange.

Die Lichtgestalter frohlockten. Überall in den Hauptstraßen der großen Städte wurden Leuchtreklamen installiert. New York wurde zur »Stadt, die niemals schläft«, und auch die europäischen Metropolen wetteiferten geradezu um den Titel »Lichtstadt«. Obwohl sich in Europa Paris als die *ville lumière* sah, erkannte 1912 eine Gruppe australischer Elektroingenieure Berlin den ersten Rang der am stärksten elektrifizierten Stadt zu.

Siegeszug des Lichts

Das begrenzende Kriterium für die Erhellung der Nacht blieb lange Zeit die kommunale Stromversorgung. Kabelnetze waren teuer, und niemand vermochte den tatsächlichen langfristigen Bedarf abzuschätzen. Das bremste die Begeisterung der Investoren. So fand der »Siegeszug« des elektrischen Lichts zunächst überwiegend in den Metropolen statt: in New York, London, Paris und Berlin. Als dort längst alle wichtigen Straßen und Plätze elektrisch beleuchtet waren, hatten die Menschen in den Regionen wie gesagt weiterhin ihre Petroleumlampen im Einsatz.

Den endgültigen Durchbruch und wirtschaftlichen Erfolg des elektrischen Lichts in Deutschland beflügelte dann ausgerechnet der Erste Weltkrieg. Kohle wurde so knapp, dass die Gaswerke nicht mehr genügend Leuchtgas aus Steinkohle herstellen konnten. Bald gab es in den Städten nur noch eine trübe Notbeleuchtung.

Nach dem Krieg wurde das nicht besser, denn nun mussten große Mengen Kohle an die Sieger geliefert werden. Der Gaspreis stieg, während die Strompreise sanken. Der endgültige Sieg der elektrischen Glühlampe war nun nicht mehr aufzuhalten. Die Gasgesellschaften mussten für ihren Energieträger neue Verwendungszwecke suchen und fanden die vor allem in der Küche (Gasherde) und im Heizungskeller.

Und doch dauert es noch Jahrzehnte, bis in Deutschland flächendeckend Strom zur Verfügung stand. In vielen ländlichen Gebieten war das erst in den dreißiger Jahren der Fall. Dennoch: Von Edisons Triumphen an der amerikanischen Ostküste bis zur allgemeinen Verfügbarkeit von Strom und Licht in den entwickelten Ländern vergingen gerade einmal hundert Jahre. Das ist nicht wirklich lange.

In den vergangenen Jahrzehnten hat sich das künstliche Licht in allen bewohnten Landstrichen der Erde fest etabliert. Die Beleuchtungstechnik ist immer leistungsfähiger geworden, und seit der Einführung der sparsamen LED-Leuchten wird Licht auch immer günstiger. Man leistet sich Licht rund um die Uhr. Es scheint kein Halten mehr zu geben. »Der nächtliche Himmel Deutschlands wird durch einen mehr als fünfprozentigen Zuwachs an künstlicher Beleuchtung jedes Jahr stetig heller«,[50] konstatieren die Fachwissenschaftler des Forschungsverbunds »Verlust der Nacht« der Leibniz-Gemeinschaft. Satellitenfotos verdeutlichen das. Die Küstenlinien der bevölkerungsreichen Länder sind mit hellen Streifen nachgezeichnet, und die in Licht gebadeten Metropolen senden ihre unübersehbaren Positionsbestimmungen hinaus ins Universum.

Wer Nachtfotos der Kontinente vergleicht, sieht, wie drastisch sich die Punkte und Linien aus Licht ausbreiten. Ihm käme es vor, als ob die Kontinente in Flammen stünden, schreibt Paul Bogard in seinem Buch *Die Nacht* und prognostiziert: »Bald wird es keinen Menschen in der westlichen Welt mehr geben, der nicht sein ganzes Leben in elektrischem Licht gebadet verbracht hat, und dann wird sich überhaupt niemand mehr erinnern, wie die Nacht ohne Strom ausgesehen hat.«[51]

So ist die Entwicklung des künstlichen Lichts ohne Zweifel eine eindrucksvolle Erfolgsgeschichte, für viele Menschen inzwischen aber auch zunehmend beängstigend. Werden ein wachsendes Bewusstsein und die Einführung intelligenter Lichtschaltungen verhindern können, dass die Lichtflut ins Unermessliche steigt?

Es wäre interessant zu wissen, wie Edison, Siemens & Co. empfinden würden, wenn man sie heute an den nächtlichen Times Square, den Piccadilly Circus oder den Alexanderplatz führen könnte. Wären sie stolz auf das flutende Licht, oder würden Sie erschrocken denken: »So haben wir das nicht gewollt«?

»Eine wichtige Naturerfahrung droht verlorenzugehen«

Im Gespräch mit dem Astronom Dr. Andreas Hänel

Dr. Andreas Hänel leitet seit 1986 das Planetarium im Osnabrücker Museum am Schölerberg, einem Naturkundemuseum. Seit er 1994 zu dem damals noch ungewöhnlichen Thema für die Umweltmesse in Osnabrück eine Ausstellung konzipierte, beschäftigt sich Hänel mit der Problematik der Lichtverschmutzung und hat sich über Deutschland hinaus als Experte einen Namen gemacht. Er ist Sprecher der Fachgruppe Dark Sky, der Vereinigung der Sternfreunde e. V., die mit der International Dark-Sky Association (IDA) assoziiert ist. Für seinen fachlichen Input beim Aufbau der deutschen Sternparks wurde Hänel im Mai 2015 in Berlin mit der Grünen Palme von GEO Saison geehrt, einem renommierten Umweltpreis. Die IDA ehrte ihn mit dem Galilei- (2009) und dem David Crawford-Award (2015).

Schmidt: Vielen Menschen ist der Begriff »Lichtverschmutzung« noch nicht geläufig. Interessanterweise waren es nicht Umweltschützer, die dieses Problem erstmals thematisierten, sondern die Astronomen. Wann erkannten Sie und Ihre Kollegen, dass sich die Qualität des Nachtdunkels verschlechterte und sich damit nicht nur für die Astronomen ein Problem auftat?

Hänel: Das ist bereits eine lange Geschichte. Denn schon vor über hundert Jahren mussten Sternwarten aus den Städten in Randbereiche oder weiter nach draußen verlagert werden, zum Beispiel in Bonn und Berlin.

Schmidt: Bei den ersten Hinweisen auf die schleichende Lichtverschmutzung ging es demnach nicht um mögliche Gefahren für Mensch und Natur, sondern um die Verschlechterung der Rahmenbedingungen für die astronomische Forschung?

Hänel: Der Begriff »Lichtverschmutzung« wurde ja erst in den fünfziger Jahren geprägt. Aber negative Auswirkungen auf die Natur – etwa auf Vögel am Leuchtturm Helgoland – waren auch schon früher bekannt, man verwendete nur noch nicht den Begriff. Und Insektenkundler nutzen schon lange UV-Lampen, um Insekten anzulocken und zu fangen.

Schmidt: Wenn heute von Lichtverschmutzung die Rede ist, dann in den meisten Fällen ökologisch motiviert. Mit der Botschaft: Vorsicht, wir gefährden oder zerstören etwas, was für Menschen, Tiere und Pflanzen wichtig ist. Wann kam diese ökologische Dimension zu den astronomischen Motiven hinzu?

Hänel: Wie gesagt waren diese Auswirkungen bereits länger bekannt. Klarer wurde es in Deutschland 1999 durch eine Tagung des Bundesamtes für Naturschutz auf der Insel Vilm[52] und seit der von Catherine Rich und Travis Longcore 2002 veranstalteten Los-Angeles-Konferenz und der Publikation des Konferenzberichts.

Schmidt: Ist die Problematik inzwischen bei den Menschen angekommen? Wird das ernst genommen? So wie man vor ein paar Jahrzehnten die Themen »Luftverschmutzung« und »Wasserverschmutzung« zunehmend als dringlich empfand und irgendwann niemand mehr bezweifelte, dass Handlungsbedarf bestand.

Hänel: Viele kennen den Begriff, haben jedoch oft keine genaue Vorstellung davon, was es genau ist, wie es entsteht und vor allem welche Gegenmaßnahmen man ergreifen kann, die meist sehr einfach sind.

Schmidt: Viele der heutigen Großstädter haben ihr gesamtes Leben unter einer nächtlichen Lichtglocke verbracht und zumindest an ihrem Wohnort gar keinen natürlichen Nachthimmel mehr erlebt. Da müssen dann Nordstern, Sirius & Co. reichen.

Hänel: Ich weiß natürlich nicht, wie die Menschen denken. Aber ich finde, dass ihnen eine ganz wichtige Naturerfahrung fehlt.

Schmidt: Ein Problem zu erkennen und zu benennen ist die eine Seite. Es zu lösen die andere. Hat sich da schon etwas getan?

Hänel: Viele reden inzwischen von Lichtverschmutzung und meinen, etwas dagegen zu tun – oft ist dem aber leider nicht so. Energieeffizientere Beleuchtung beispielsweise bedeutet meist mehr Lichtverschmutzung, obwohl man damit viel Energie einsparen könnte …

Schmidt: Nun sind ja Sternwarten und astronomische Forschungseinrichtungen auf einen möglichst dunklen Nachthimmel angewiesen. Was bedeutet die künstliche Aufhellung für die Astronomie in Deutschland? Müssen Sie auswandern?

Hänel: Das geschieht ja bereits, aber nicht etwa allein wegen der Lichtverschmutzung. Moderne Observatorien sind inzwischen kostenträchtige Investitionen, die möglichst effizient genutzt werden müssen. Da ist das mitteleuropäische Klima mit wenigen klaren Nächten kaum geeignet. Aber selbst in den abgelegenen Wüstengegenden, wo heute große Observatorien errichtet werden, ist ein Schutz gegen Lichtverschmutzung notwendig.

Schmidt: Spätestens bei der Luftverschmutzung haben wir gelernt, dass viele Umweltprobleme keine lokalen oder regionalen Phänomene sind und auch an Landesgrenzen nicht haltmachen. Das würde bedeuten, dass bei der Lichtverschmutzung deutschlandweit, wahrscheinlich europaweit gehandelt werden muss. Mit übergreifenden Zielen und klaren Vorgaben, zum Beispiel hinsichtlich der Lichtfarbe und Lichtlenkung. Können wir uns da Hoffnungen machen?

Hänel: In Deutschland ist das Problem noch nicht so gravierend wie in anderen Ländern, etwa Italien, Spanien oder Frankreich. Deswegen sind dort bereits Regulierungen notwendig geworden. Allerdings ist es oft fraglich, ob sie effektiv genug sind. Auf jeden Fall dürfen wir nicht aufhören, darüber zu informieren, wie man mit künstlichem Licht und der dafür nötigen Energie umgeht. Das wird hoffentlich Wirkung zeigen.

Schmidt: Auf der anderen Seite sind wahrscheinlich auch kleine Schritte bereits ein Gewinn. Jede optimierte Straßenbeleuchtung, jedes abgeschirmte Haustürlicht ist doch gut für das unmittelbare natürliche Umfeld. Oder machen wir uns da etwas vor?

Hänel: Einige umgerüstete Straßenzüge oder einzelne optimierte Leuchten bringen noch nicht sehr viel. Aber das darf uns nicht entmutigen. Nach dem Motto »Steter Tropfen höhlt den Stein« ist jede Leuchte, die man hinsichtlich der Lichtmenge optimiert und nur dann einsetzt, wenn sie gebraucht wird, lokal ein Gewinn für den Schutz der Nacht.

Schmidt: Sie selbst ziehen seit einigen Jahren durch Deutschland und werben allerorts für einen verantwortungsvolleren Umgang mit Licht, vor allem im Bereich der öffentlichen Beleuchtung. Hört man Ihnen zu?

Hänel: Ich hoffe, dass ich offene Ohren finde, aber wichtiger ist, dass vielfach die Augen geöffnet werden.

Schmidt: Die bereits angesprochenen großen Umweltprobleme wie die Luft- und Wasserverschmutzung konnten in den vergangenen Jahrzehnten deutlich reduziert werden. Weil man viel Geld in die Hand nahm, zum Beispiel für Filter- und Aufbereitungssysteme. Das Problem der Lichtverschmutzung hingegen scheint gar nicht so sehr eine Frage des Geldes zu sein.

Hänel: In der Tat ist es wesentlich einfacher, viel Geld zu sparen, wenn man eben bedarfsorientierter mit der künstlichen Beleuchtung umgeht. Wie wäre stattdessen folgende Pointierung: »Richtig. Hier muss überhaupt nicht viel Geld in die Hand genommen werden, sondern man kann im Gegenteil mit richtiger Beleuchtung sogar viel Geld sparen«?

Schmidt: Was wäre Ihr Forderungskatalog für die nächsten Schritte? Was müsste in welcher Reihenfolge geschehen, um die Lichtverschmutzung wenigstens teilweise in den Griff zu bekommen?

Hänel: Die Verantwortlichen (für öffentliche Beleuchtung, für Baugenehmigungen, für Anlagenplanung) müssten über die Problematik der künstlichen Beleuchtung verstärkt informiert werden. Händler müssten auf gute Beleuchtung hingewiesen und angeregt werden, sie in ihr Programm aufzunehmen.

Schmidt: Wie kann man die Lichtverschmutzung messen? Gibt es da ein anerkanntes Verfahren?

Hänel: Man kann die Beleuchtungsstärke von Lichtanlagen mit einfachen Luxmetern messen und mit Normvorgaben vergleichen. Die Beleuchtungsstärke in Hauptstraßen braucht nicht heller als 10 bis 20 Lux zu sein. In Wohnstraßen können 1 bis 2 Lux ausreichen. Die Himmelsqualität kann man einfach anhand der Anzahl der sichtbaren Sterne ermitteln (Globe at Night, Verlust-der-Nacht-App). Exakter ist die Messung mithilfe des sogenannten Sky Quality Meter (SQM).

Schmidt: Welches sind die dunkelsten Regionen im stark besiedelten Mitteleuropa?

Hänel: In Deutschland natürlich die Sternenparks Westhavelland und Rhön, aber auch noch einige andere Regionen, wie der Nationalpark Eifel, die Schwäbische Alb oder der Pfälzer Wald. In Frankreich habe ich gerade den Parc Naturel Régional de Millevaches en Limousin als Gegend mit einem besonders eindrucksvollen Sternenhimmel kennengelernt.

Schmidt: Gibt es ein anerkanntes Referenzwerk, zum Beispiel eine Karte, auf der man online ablesen kann, wie es mit der Lichtverschmutzung am Heimatort bestellt ist?

Hänel: Der neue Weltatlas ist gerade in der Vorbereitung. Hilfreich ist aber die Website www.lightpollutionmap.info.

Schmidt: Vielen Dank für das Gespräch, Herr Dr. Hänel.

Die International Dark-Sky Association (IDA)

Da das Phänomen Lichtverschmutzung am meisten die beobachtenden Astronomen beeinträchtigt, ist es nicht verwunderlich, dass sie sich als Erste dagegen organisiert haben. Der Astronom Dr. David Crawford vom Kitt-Peak-Observatorium und der Arzt und Amateurastronom Dr. Timothy Hunter hatten das Ziel, die Nacht und den Sternenhimmel durch eine gute Beleuchtung zu schützen. Sie gründeten im Jahr 1988 in Tucson, Arizona, die International Dark-Sky Association (IDA). Inzwischen hat die Vereinigung rund 4000 Mitglieder in siebzig Ländern. In verschiedenen Nationen gibt es Sektionen oder Kooperationspartner. Zudem gibt es internationale Büros: eines in Belgien, das für Europa zuständig ist, und eines in Australien für Asien und den pazifischen Raum.

Die IDA verleiht ein Siegel für Leuchtenmodelle, die kein Licht nach oben abgeben. Gemeinsam mit der Vereinigung der amerikanischen Beleuchtungsingenieure (IESNA) hat sie eine Modell-Beleuchtungssatzung erarbeitet.

Seit 2007 können Gebiete ausgezeichnet werden, die noch eine dunkle Nacht haben und diese durch entsprechende Beleuchtung schützen, zudem Bildungsarbeit zu Astronomie und dem Problem der Lichtverschmutzung betreiben. Es gibt unterschiedliche Kategorien von Kommunen (oder Inseln), Parks (überwiegend öffentliches Gebiet wie die amerikanischen Nationalparks) oder Reservaten (gemischte Gebiete mit dunklen Gebieten, die durch umgebende Pufferzonen geschützt werden). In Deutschland wird für solche Gebiete allgemein der Begriff »Sternenpark« genutzt. Zudem stellt die IDA umfangreiches Informationsmaterial auf der Internetseite zur Verfügung.

Ansprechpartner in Deutschland ist die Fachgruppe »Dark Sky – Initiative gegen Lichtverschmutzung« der Vereinigung der Sternfreunde e. V., der größte deutsche Zusammenschluss von Hobbyastronomen, astronomischen Vereinigungen und Volkssternwarten (www.sternfreunde.de). Für die Mitglieder wird viermal jährlich ein umfangreiches und reich bebildertes Journal für Astronomie herausgegeben.

Die Menschen und der Sternenhimmel

Frühe Himmelsbeobachtung

»Blicke oft zu den Sternen empor – als wandelst du mit ihnen.
Solche Gedanken reinigen die Seele von dem Schmutz
des Erdenlebens.«

Marc Aurel[53]

In einer sternenklaren Nacht den Himmel zu betrachten vermittelt vielen Menschen ein Gefühl der Erhabenheit. Der Blick in die Weite des Universums relativiert aber auch: Vielleicht sind wir ja doch weniger wichtig, als wir meinen. Den Sternenhimmel wird es allemal noch nach uns geben – so wie er auch schon lange vor uns da war.

Bereits unsere vorgeschichtlichen Ahnen haben sich mit dem Lauf der Gestirne beschäftigt. In einer Welt noch ohne Kalender und Uhren erlaubten es allein die Vorgänge am Himmel, Zeitläufe zu ermessen. Man erkannte Regelmäßigkeiten in der Abfolge von kurzen und langen Nächten und bemerkte, dass diese Rhythmen von bestimmten Gestirnen begleitet waren. Danach richtete man das Handeln aus. Noch viel unmittelbarer als heute waren die Menschen früherer Epochen vom Wetter und guten Ernten abhängig. So war man lange Zeit davon überzeugt, dass es einen unmittelbaren Zusammenhang gibt zwischen den Vorgängen am Sternenhimmel sowie dem Lauf der Sonne und dem Wettergeschehen auf der Erde. Und weil all dies nicht greifbar war, wurde es religiös interpretiert und überirdischen Kräften zugeschrieben. Die am Himmel thronenden Götter versuchte man durch Opfergaben milde zu stimmen.

Als eines der ältesten Zeugnisse menschlicher Himmelsbeobachtung gelten die Höhlenzeichnungen von Lascaux in Frankreich (mindestens 17 000 –15 000 v. Chr.). Wissenschaftler erkennen darauf astronomische Elemente, darunter das Sternbild Stier mit dem »Wettergestirn« der Plejaden.

Als die Menschen sesshaft zu werden begannen, entwickelte sich die Landwirtschaft. Damit verbunden war die Notwendigkeit, Aussaat und Ernte zu bestimmen. Missernten gefährdeten das Fortbestehen der Gemeinschaft. Die Beobachtung der Sterne und der Rhythmik der jahreszeitlichen Zyklen ließ in gewissem Umfang Vorhersagen und Festlegungen zu. Das kam den Bedürfnissen der Bauern entgegen und erlaubte die Terminierung von Festen und Opferriten. Der aufkommende Handel erforderte zudem Techniken der Navigation auf Reisen. Die genaue Beobachtung des Nachthimmels bot die Chance zur Orientierung. Sonnenauf- und -untergang zeigten, wo Osten und Westen sind, und in der Nacht halfen Sterne – allen voran der Polarstern und das Kreuz des Südens – bei der Positionsbestimmung.

Neben der Bahn des Mondes und der einiger Planeten hatte für die Menschen der Lauf der Sonne zentrale Bedeutung. Die fast 7000 Jahre alte jungsteinzeitliche Kreisgrabenanlage von Goseck in Sachsen-Anhalt macht anschaulich, wie Astronomie ohne technisches Hilfsgerät ausgesehen hat. Ähnlich wie der berühmte, aber viel jüngere südenglische Steinkreis von Stonehenge gilt Goseck als Sonnenobservatorium, das den Jahreskreis unseres Zentralgestirns festhält.

Es dauerte nicht lange, bis man erkannte, dass die abgesteckten Fixpunkte nach ein paar Jahren nicht mehr exakt stimmten. Schließlich dauert ein Jahr nicht 365 Tage, sondern gut 365¼ Tage. Die 1999 gefundene, etwa 4000 Jahre alte Himmelsscheibe von Nebra ist ein frühes Beispiel dafür, wie man dies durch Einführung von Schaltzeiten (Schaltjahr) ausglich.

Als älteste direkte Hinweise auf Sternbilder gelten die vom Volk der Sumerer in Keilschrift verfassten Inschriften auf Tontafeln. Die astronomischen Zeugnisse dieser ersten Hochkultur wurden in Mesopotamien ausgegraben, dem damaligen Siedlungsgebiet der Sumerer und Babylonier (dem heutigen Irak). In einer dieser Inschriften aus der Zeit um 1700 v. Chr. werden unter anderem bereits der Wagen, die Plejaden sowie helle Einzelsterne erwähnt. Um circa 1100 v. Chr. entstanden in Mesopotamien Listen auf Tontafeln, die mehr als dreißig Sternbilder am gesamten nördlichen Nachthimmel aufzählten.

Reisende brachten die Kunde von diesen visuellen Himmelskonstellationen dann nach Griechenland, wo man einige übernahm, andere umbenannte und weitere hinzufügte. Mitte des 2. Jahrhunderts verfasste der Grieche Claudius Ptolemäus sein berühmtes Werk *Almagest*. Er katalogisierte darin rund tausend Sterne, die bereits von Hipparch um 130 v. Chr. in einem Sternenkatalog aufgelistet worden waren. Ptolemäus fasste 48 Sternbilder zusammen, die heute noch anerkannt sind. Sein Werk wurde später im arabischen Raum bewahrt und über den auf der Iberischen Halbinsel verbreiteten Islam wieder in die westliche Welt überliefert. Das Werk des Ptolemäus war bis ins Mittelalter hoch angesehen.

Im Lauf der Jahrhunderte wurden durch die europäischen Eroberer der Länder der südlichen Hemisphäre weitere Sternbilder hinzugefügt oder umbenannt. Auch erhielten die Europäer viele Anregungen von Kulturen der Neuen Welt, etwa der Astronomie der Maya. Erst die 1919 gegründete Internationale Astronomische Union beendete dann den Wirrwarr und erstellte einen verbindlichen Katalog aller Sternbilder. Er umfasst 88 Felder mit rechtwinkligen Grenzen, in denen sich die heutigen »offiziellen« Sternbilder befinden. Parallel zu diesen Festlegungen der Europäer leben in Ländern wie China und Indien oder bei den Indianern in Nordamerika eigene Sternbilder weiter. Zur Orientierung und Zeitbestimmung haben sie heutzutage keine Bedeutung mehr. Doch weiterhin beflügeln die Himmelslichter der Nacht die Fantasie vieler Menschen.

Das Ende des geozentrischen Weltbilds

»Ziele nach dem Mond. Selbst wenn du ihn verfehlst, wirst du
zwischen den Sternen landen.«

Friedrich Nietzsche[54]

Jahrtausendelang konnten die Menschen die Sterne nur mit bloßem Auge betrachten. Dies änderte sich Ende des Jahres 1609, als der italienische Universalgelehrte Galileo Galilei (1564–1642) mit einem Fernrohr den Nachthimmel beobachtete. Bereits ein Jahr zuvor hatte der Niederländer Jan Lippershey (um 1570–1619) die erste Version eines Fernrohrs vorgestellt. Galileo erfuhr davon und entwickelte in seiner Werkstatt eine leistungsstärkere Variante. Zu dieser Zeit galt das geozentrische Weltbild des Ptolemäus, nach dessen Vorstellung die Erde im Mittelpunkt des Universums stand. Doch Galileis Beobachtungen lieferten nun zweifelsfrei den empirischen Beweis: Nikolaus Kopernikus (1473–1543) hatte recht. Sein Modell sah die Sonne im Zentrum, um die sich die Planeten, darunter die Erde, bewegten. Auch Denker wie Giordano Bruno (1548–1600) und zuvor schon Mathematiker und Astronomen der Antike wie Aristarchos von Samos (um 310–230 v. Chr.) hatten bereits entsprechende Behauptungen aufgestellt. Doch erst mit Galilei rückte die Erde nun endgültig an ihren tatsächlichen Platz: Sie ist ein Planet, der die Sonne umkreist und sich um die eigene Achse dreht, aber keineswegs der Mittelpunkt des Weltalls.

Ebenfalls zu Beginn des 17. Jahrhunderts veröffentlichte Johannes Kepler (1571–1630) seine Planetengesetze. Sie machen die Bewegungen der Planeten berechenbarer und spielen noch immer eine Rolle, etwa bei der Bestimmung der Umlaufbahnen von Satelliten. Auch Kepler brach mit einer tradierten Auffassung: Über lange Zeit standen die Geometrie von Kugel und Kreis für Vollkommenheit, Ganzheit, Harmonie, Unendlichkeit – und implizierten damit das Göttliche. Folgerichtig sollten eigentlich alle Himmelsgestirne perfekte

Kugeln sein, die sich auf vollkommenen Kreisbahnen bewegen. Doch Kepler widerlegte dieses alte Wunschdenken: Die Erde und auch die anderen Planeten bewegen sich nicht auf vollkommenen *Kreisen*, sondern auf *Ellipsen* um das Zentralgestirn Sonne. Sie ziehen also eiförmige Bahnen, abgeleitet vom griechischen Wort élleipsis, was so viel wie »Auslassung« oder »Mangel« bedeutet.

Die Erfindung des Fernrohrs und die Erkenntnisse von Galilei und Kepler zu Beginn des 17. Jahrhunderts – zusammengefasst im Begriff *kopernikanische Wende* – markieren den Beginn einer neuen Wahrnehmung. Das Welt- und Selbstbild der Menschen veränderten sich, zunehmend ersetzte Wissen den Glauben. Nach und nach gab der technische Fortschritt den Astronomen und Physikern dann mit der Zeit immer bessere Hilfsmittel zur Hand.

400 Jahre nach Galilei, 2009, riefen die UNESCO und die Internationale Astronomische Union IAU das »Jahr der Astronomie« aus. Bereits zwei Jahre zuvor wurde in der *Starlight Declaration*[55] festgehalten, dass der nächtliche Sternenhimmel ein Kulturgut der Menschheit *(common heritage)* ist und alle Menschen ein Recht darauf haben, den Sternenhimmel zu sehen![56]

Die Nacht ist voller Vitalität:
Die Bedeutung der Dunkelheit für Tiere und Pflanzen

»Milliarden Jahre lang hat sich auf der Erde alles Leben am verlässlichen Rhythmus von Tag und Nacht orientiert. Dies ist in den DNA-Codes sämtlicher Tiere und Pflanzen verankert. Durch das Erhellen der Nacht haben wir Menschen dieses System massiv gestört.«

Homepage der International Dark-Sky Association[57]

In der Natur ist die Nacht nicht bloß der dunkle Gegenpart zum lichten Tag, sie strotzt auch vor Vitalität. Etwa 30 Prozent aller Wirbeltiere und mehr als 60 Prozent aller Wirbellosen sind nachtaktiv. Zählt man die Dämmerungsaktiven hinzu, erhöht sich die Zahl noch einmal. Für diese Lebewesen gehört die Dunkelheit zu ihrem natürlichen Lebensraum (Habitat), und alle ihre Sinnesorgane sind darauf eingestellt. Sie fressen, jagen, interagieren und vermehren sich im Schutz der Dunkelheit. Am Tag aber sieht man sie kaum. Tagaktive Tiere hingegen brauchen wie wir Menschen die Nacht, um Ruhe zu schöpfen. Die Aufteilung in tag- und nachaktive Arten macht es möglich, dass zwei unterschiedliche Artengemeinschaften sich denselben Lebensraum quasi im Schichtbetrieb teilen.

Jene vielen Arten, die ihr »Tagwerk« in der Nacht erbringen, führen ein Leben im Dunkeln. Mit Ausnahme der Insekten, die um unsere Gartenleuchte schwirren, der Fledermäuse, die wir beim Abendspaziergang um uns herum erahnen, oder der Maus, die im Dunkeln über die Terrasse huscht, nehmen zumindest die Städter die Nacht-fauna kaum wahr. Aus menschlicher Sicht ist sie beinah ausgeblen-det.

Das wird langsam erkannt. Und so ist bei vielen Naturschützern in den vergangenen Jahren die Einsicht gereift, dass der Lebensraum »Nacht« bislang vernachlässigt worden ist. Nach dem Wissenschaft-ler Christopher Kyba bedeute für nachtaktive Tiere »die Einführung des künstlichen Lichts die wohl drastischste Veränderung ihres Le-bensraums durch den Menschen«, heißt es auf der Homepage der IDA. »In der Nähe von Städten ist der bedeckte Himmel nun hun-dert- oder sogar tausendmal heller als noch vor 200 Jahren. Wir be-ginnen erst zu verstehen, was für einen drastischen Effekt dies auf die Ökologie der Nacht hat.«[58]

Ja, wir haben uns in den vergangenen Jahrzehnten um Natur-schutz bemüht und auch einiges erreicht, aber wir hatten dabei im-mer nur die Taglandschaften vor Augen. Doch es gibt noch eine an-dere Seite: die Natur der Nacht.

Kunstlicht als Störsender und tödliches Hindernis

»Wissenschaftliche Untersuchungen deuten darauf hin, dass künstliches Licht in der Nacht auf viele Lebewesen – Amphibien, Vögel, Säugetiere, Insekten und Pflanzen – negative und tödliche Auswirkungen hat.«
Homepage der International Dark-Sky Association[59]

Licht im Dunkel scheint Vögel magisch anzuziehen, irritiert sie aber auch. Besonders betroffen davon sind Nachtzugvögel – von denen es mehr gibt, als man vermutet. Hunderte von Arten legen ihre Reisen in der Nacht zurück.

Biologischer Sinn des Vogelzugs so vieler Arten ist es, dort zu sein, wo sie saisonal die besten Lebensbedingungen vorfinden. Typischerweise halten sich viele Zugvögel der Nordhalbkugel während des Sommers – der Phase der Brut und Aufzucht der Jungen – im Norden auf. Bis in arktische Gefilde hinein finden sie reichlich Nahrung, vor allem Insekten. Den Winter verbringen sie im Süden: im Mittelmeerraum oder noch weiter in Afrika. In keinem dieser saisonalen Lebensräume würden die Vögel ganzjährig genug Nahrung finden. Sie müssen also reisen.

Dennoch gibt es keineswegs ausschließlich dann Vogelzüge, wenn der Winter naht oder in unseren Breiten wieder die warme Jahreszeit beginnt. Nahezu das gesamte Jahr über sind in der Nacht Vögel unterwegs, zum Beispiel unverpaarte Tiere. Auf die Frage »Warum im Dunkeln?« gibt es eine ganz pragmatische Antwort: Weil sie den Tag zur Nahrungsaufnahme brauchen, zum Auffüllen ihrer Energievorräte. Zudem sind nachts die Luftschichten zumeist ruhiger als am Tag, es lässt sich also besser fliegen.

Nachts zu fliegen ist für diese Arten also seit Tausenden von Generationen fester Bestandteil ihres Verhaltensrepertoires. Wie sich die Tiere dabei orientieren und am Ende ihrer langen Reise oft genau dorthin zurückkehren, wo sie Monate zuvor gestartet sind, ist ein faszinierender Aspekt der Wildbiologie.

Das Leben der Vögel wird durch den natürlichen Wechsel von Licht und Dunkel und die jahreszeitlichen Veränderungen der Tageslänge (Fotoperiode) geprägt. Biologische Rhythmen steuern die saisonalen Aktivitäten der Tiere: die Fortpflanzung, die Brut, die Mauser und bei Zugvögeln den Zeitpunkt des Aufbruchs. Bei ihren nächtlichen Flügen setzen die Vögel auf unterschiedliche Formen der Orientierung oder Navigation: Sie nutzen Impulse der Sonne, des Sternenhimmels und des Erdmagnetfelds. Dazu verfügen sie über besondere Sinne, darunter Fotorezeptoren, die auf geringe natürliche Lichtintensitäten eingestellt sind.

Dieses komplexe System der Wahrnehmung, Auswertung und Kursbestimmung kann aber nur dann optimal funktionieren, wenn eine jahrtausendealte Grundbedingung erfüllt ist: dass es nachts bis auf den Schein von Mond und Sternen dunkel ist. Genau das ist inzwischen vielerorts nur noch eingeschränkt gegeben.

Wer schon einmal in einer wolkenlosen Nacht von einem Mittelmeerurlaub zurück in den Norden geflogen ist und die Landschaft unter sich hinwegziehen sah, hat es mit eigenen Augen gesehen. Zu fast keiner Zeit des Fluges blickt man von oben völlig ins Dunkle. Fast immer sieht man unter sich Lichter – als vereinzelte helle Tupfer, als beleuchtete Inseln im Dunkeln oder als gleißende Flächen. Die Zugvögel erleben es ähnlich – nur fliegen sie nicht in 10 000 Meter Höhe, sondern viel niedriger.

In klaren Nächten bewegen sich die Vögel zumeist so hoch, dass ihnen das Licht am Boden wenig anhaben kann. Bei bedecktem Himmel oder Nebel aber fehlen ihnen die Sterne zur Orientierung. Unter solchen erschwerten Bedingungen verspricht ihnen das Licht einen scheinbar sicheren Landeplatz. Bei nebligem Wetter sind regelrechte Massenanflüge auf helle Lichtquellen zu verzeichnen – und das Verhängnis nimmt seinen Lauf.

Die großflächigen nächtlichen Lichtglocken über den urbanen Zentren, insbesondere aber einzelne, hoch aufragende beleuchtete Gebäude wie Hochhäuser, Bohrinseln, Leuchttürme und Masten, locken die Zugvögel in den Tod. Auch der Strahl der sogenannten »Skybeamer« hat fatale Wirkungen. Das intensive Licht blendet die Vögel, sodass sie die Gefahr der Spanndrähte, Geländer oder Scheiben nicht erkennen können. Häufig kommt es dann zu tödlichen Kollisionen, für die man den treffenden Ausdruck »Towerkill-Phänomen« geprägt hat.

Dr. Ommo Hüppop von der Vogelwarte Helgoland weist in seinem aufschlussreichen Zugvögelkapitel in dem Buch *Das Ende der Nacht* auf das überraschend hohe Tempo der Zugvögel hin. Eine Drossel erreiche mehr als 40, Watvögel zwischen 30 und 50 und Enten sogar um die 80 Kilometer pro Stunde.[60] Mit Rückenwind seien die Flieger sogar noch schneller. Ein Vogel, der mit so hohem Tempo auf ein Hindernis prallt, hat schlechte Karten.

Deprimierend detailliert beschreibt Dr. Hüppop die immens hohen Verlustzahlen an einzelnen Fernsehtürmen und berichtet, dass nach Schätzungen des U.S. Fish and Wildlife Service allein an den hohen Funktürmen der USA jährlich viele Millionen Zugvögel umkommen. Paul Bogard schildert in seinem Buch ausführlich Beispiele, wie Vögel im Leitstrahl eines Flughafens, am Positionslicht von Sendemasten oder dem flächigen Licht reflektierender Hochhausfassaden umkommen, und berichtet von »Massen an toten Vögeln, die wir nach Tagesanbruch von der Straße auflasen«.[61]

Gerät ein Schwarm Zugvögel einmal in den Bann des Lichts, gelingt es den Tieren oft nicht mehr, auf den richtigen Weg zurückzufinden. Nach Irrflügen oder langem Umkreisen der Lichtquelle gehen viele an Erschöpfung oder Stress zugrunde. Können sie dem Störfeuer des Lichts doch entgehen und am Ende ihre Reise fortsetzen, haben sie unter Umständen viel Zeit und vor allem Energie verloren, was den Erfolg ihrer Langstreckenreise gefährden kann.

Das Phänomen, dass Licht Vögel anlockt und ins Verderben führt, ist nicht neu. Dies haben ja bereits im 19. Jahrhundert Besatzungen von Leuchttürmen und Feuerschiffen berichtet. Verändert hat sich schlicht und einfach die Dimension. Die Zahl der Lichtfallen hat rapide zugenommen, übrigens auch die Anzahl beleuchteter Objekte auf hoher See. Ommo Hüppop bringt es so auf den Punkt: »Was die Aufmerksamkeit des Menschen wecken soll, sei es, um mit Licht zu werben, Arbeitsplätze zu beleuchten oder mit Licht die Sicherheit von Schifffahrt, Luft- und Kraftfahrzeugverkehr zu erhöhen, wird Vögeln in zunehmendem Maße zum Verhängnis.«[62]

»Jedes Jahr sterben Millionen von Vögeln durch den Zusammenstoß mit unnötig hell beleuchteten Gebäuden und Türmen«, heißt es auf der Homepage der International Dark-Sky Association. »Wandervögel verlassen sich auf genaue, jahreszeitlich bedingte Zeichen. Künstliches Licht bringt sie dazu, zu früh oder zu spät fortzuziehen und so die idealen Wetterverhältnisse zum Brüten, zur Futtersuche und für andere Verhaltensweisen zu verpassen.«[63](S. a. S. 96ff.)

Ein »Lichtblick« sind in diesem Zusammenhang die ersten »Licht-aus!«-Kampagnen mancher amerikanischer Metropolen, weil man es dort nicht länger hinnehmen will, dass nachts die Vögel vom Himmel fallen.

Wo Licht der Sicherheit der Menschen dient, etwa an der Spitze von Masten und Türmen, wird man es nicht den Zugvögeln zuliebe ausschalten. Muss man auch nicht. Denn inzwischen scheint bewiesen, dass tödliche Gefahr vor allem von Dauerlicht ausgeht, Blinklicht hingegen weitaus weniger stört. Wissenschaftler bestätigen, dass die Opferzahlen an Leucht- und Funktürmen nach der Umstellung von Dauerlicht auf unterbrochenes Licht deutlich zurückgegangen sind.

Gestört

Doch nicht nur Zugvögel werden zu Opfern künstlichen Lichts, wenngleich ihr Schicksal besonders gut dokumentiert ist. Im hellen Schein von Straßenlaternen, Schaufensterbeleuchtung und Scheinwerfern beginnen beispielsweise Stadtamseln, Blaumeisen und Rotkehlchen deutlich zeitiger – teilweise schon früh in der Nacht – zu singen. Ihr Tagesrhythmus ist gestört.

Die Beobachtungen des Fuldaer Naturschutzexperten Stefan Zaenker werfen Licht auf dieses Phänomen. »Ich komme oft spät in der Nacht mit der Bahn zurück nach Fulda und gehe dann zu meinem Auto«, berichtete er uns. »Der nahegelegene Parkplatz ist von Bäumen umgeben und hell beleuchtet. Da höre ich regelmäßig mitten in der Nacht die Vögel singen. Für sie ist Tag. Ich frage mich, wann diese Tiere schlafen, denn irgendwann müssen sie auch einmal ruhen.«

Stadtamseln beginnen mehrere Wochen früher mit der Brut als Waldamseln, mit Pech bereits zu einer Zeit, in der das Nahrungsangebot zur Aufzucht der Jungen noch nicht ausreicht. Ähnliche Beobachtungen hat man bei Blaumeisen gemacht: Blaumeisen-

weibchen, deren Nistkästen sich im Einzugsbereich einer Straßenlaterne befinden, fingen eher mit der Eiablage an als Artgenossen
an dunkleren Stellen.

Lichtscheue Nützlinge: Fledermäuse

Auf der Welt gibt es um die tausend Fledermausarten. Vielen Menschen sind Fledermäuse unheimlich. Dabei sind sie als Insektenfres-
ser ausgesprochen nützlich. Ein Beispiel: Wasserfledermäuse vertil-
gen in einer Nacht bis zu 5000 Mücken – etwa ein Drittel ihres
Eigengewichts. Grund dafür ist ihr hoher Energiebedarf. Paul Bogard
rechnet vor, dass Fledermäuse den US-amerikanischen Farmern
jährlich Pestizidkosten in zweistelliger Milliardenhöhe ersparen.[64]

Fledermäuse sind Nachttiere par excellence. Dass auch ihnen das
Blend- und Streulicht der künstlichen Beleuchtung Probleme bereitet, hätte man zunächst nicht gedacht. Man hatte beobachtet, wie Fledermäuse von Licht angelockte Insekten jagen, und sie als Profiteure
der Lichtverschmutzung eingestuft. Neuere Untersuchungen belegen
das Gegenteil: Eine groß angelegte gemeinsame Studie der University
of Exeter und der Bat Conservation Ireland kam zu dem Ergebnis,
dass die Aktivität von Fledermäusen im Umfeld von Leuchten generell niedriger ist als in dunklen Standorten desselben Habitattyps. Für
die Studie[65] wurden über eine Viertelmillion Fledermausrufe an
mehr als 600 Standorten ausgewertet.

Insgesamt werden durch künstliches Licht in der Regel nicht die
im Wald jagenden Fledermausarten beeinträchtigt, sondern vor allem Arten, die am Waldrand oder am Rande von Siedlungen leben,
also in der Nähe von Menschen.

Der Fledermausexperte Stefan Zaenker bestätigte das im Gespräch
mit den Autoren dieses Buches aus eigener Beobachtung: »Die meisten Fledermausarten fühlen sich durch künstliches Licht gestört, vor
allem bei der Jungenaufzucht. Wenn sie dauerhaft mit Licht konfron-

tiert werden, verlassen sie ihr Revier.« Als Beispiel führte Zaenker den Fall einer osthessischen Kirche an. Hier gab es auf dem Dachboden eine große Mausohrkolonie. Als dort mehrere Tage lang das Licht auf dem Dachboden angestellt blieb, verließen die Elterntiere ihren Nachwuchs. Nur durch Zufall wurde das bemerkt, sodass Fledermausschützer wenigstens einen Teil der Jungtiere retten konnten.

»Ähnliche Fälle werden sich unbeobachtet dort abspielen, wo man bislang dunkle Gebäude beleuchtet«, sagte Zaenker. »Wasserfledermäuse etwa halten sich gern an Brücken auf und nutzen Öffnungen und Spalten zur Aufzucht ihrer Jungen. Wird diese Brücke nun illuminiert, treibt das die Eltern in die Flucht, und die Jungen fallen irgendwann entkräftet ins Wasser.«

Vor diesem Hintergrund ist Fledermausschützern auch die Beleuchtung von Kirchen ein Dorn im Auge. Sind doch Dachböden und Türme von Kirchen besonders beliebte Aufenthaltsorte für Fledermäuse wie auch für einige Vogelarten wie den Turmfalken. Grelles Licht macht ihnen das Leben schwer. Ohnehin leistet gerade die Beleuchtung von Kirchen einen Anteil zur Lichtverschmutzung. Denn insbesondere beim Anstrahlen der Türme geht ein großer Teil des in den Himmel gerichteten Scheinwerflichts am Gebäude vorbei hinaus in die Nacht und trägt damit zur Lichtglocke über der Ortschaft bei.

Auch mit Blick auf die Fledermäuse ist wieder Raum für Kompromisse; denn es kommt auf die Dauer der Lichtbelästigung an. Zaenker: »Wenn man die Leuchten zum Beispiel an einem Uferweg nach 22.00 Uhr abstellt, können die Fledermäuse wenigstens den Rest der Nacht in Ruhe jagen. Und auch die touristisch motivierte Illumination einer Kirche oder einer Burg kann man auf wenige Stunden befristen.« In ähnlicher Weise sollte man die (ohnehin überflüssige) Gartenbeleuchtung am späten Abend abstellen.

Nun mag mancher der Meinung sein, das sei ja alles halb so schlimm. Schließlich würden die Tiere ja lediglich gestört, und es gebe keine Schäden wie etwa bei Zugvögeln, die mit beleuchteten

Hindernissen kollidieren. Das stimmt zwar. Dennoch hat es Konsequenzen, wenn Fledermäuse durch regelmäßiges mehrstündiges Licht vergrämt werden. Sie wandern ab – und das verändert das Biotopgefüge. Es werden weniger Insekten gefressen, und die Bestände können explodieren. »Im Zweifel merken die Anwohner, dass es auf einmal mehr Stechmücken gibt«, bringt Zaenker es auf den Punkt. Insofern könne es nicht im Interesse der Menschen sein, bei einer so unterschätzten Tierfamilie wie den Fledermäusen Verhaltensänderungen auszulösen.

Nicht umsonst trägt der derzeitig nachtfreundlichste Leuchtentyp, wie er zum Beispiel auf der Wasserkuppe im UNESCO-Biosphärenreservat Rhön eingesetzt wird, die Bezeichnung »Bat-Lamp« (Fledermauslampe).

Licht lockt in die Falle: Insekten

Die Szene kennen wir alle: Im Bann des Lichtscheins umschwirren in der Dunkelheit zahllose Insekten eine Leuchte: Nachtfalter, Schmetterlinge, Eintags- und Köcherfliegen, Haut-, Netz- und Zweiflügler, Käfer, Wanzen, Zikaden und viele andere Kleintiere. Etwa die Hälfte der weltweit bekannten Arten sind Insekten. Allein in Deutschland gibt es rund 33 000 Arten. Ein sehr großer Teil von ihnen ist nachtaktiv.

Vor allem an warmen Sommerabenden kann man allerorts Massenanflüge auf Lichtquellen beobachten. Hektisch flattern Insekten im Lichtkegel und versuchen – solange sie sich noch in den Randbereichen befinden –, der Lichtfalle zu entkommen. Doch eine Sogwirkung mit »Fesseleffekt« verhindert, dass sie sich aus der Lichtzone lösen. Das anhaltende Flattern kostet so viel Energie, dass sie ermattet zu Boden sinken. Andere, die sich selbstzerstörerisch noch dichter an die eigentliche Lichtquelle heranmachen, verbrennen daran. Der Lockruf des Lichts hat diese Tiere das Leben gekostet. »In Summe ist davon auszugehen, dass ein beträchtlicher Anteil der starke

Lichtquellen anfliegenden Insekten zugrunde geht, sei es durch direkte oder indirekte Wirkung«, schreibt der Mainzer Zoologe Prof. Dr. Gerhard Eisenbeis in seinem Artikel »Insekten und künstliches Licht« im Buch *Das Ende der Nacht*.[66]

Doch nicht für alle Insekten ist die Begegnung mit dem Licht tödlich. Viele schaffen es, der tödlichen Falle zu entgehen und in die Dunkelheit zurückzufliegen. Andere flüchten auf Pflanzen oder lassen sich am Boden nieder, was Fachwissenschaftler als Folge der Blendung oder als Anzeichen von Entkräftung werten. Diese Insekten verhalten sich in der Folge entgegen ihrem biologischen Programm inaktiv – und fallen in dem Nachtbiotop damit aus. Eisenbeis: »Beim Hineinfliegen in eine Lichtzone geraten sie unter künstliche Tageslichtbedingungen, wodurch erneut das Ruheverhalten ausgelöst wird. Demnach kann Licht auch eine starke Hemmwirkung auf Insekten ausüben.« Der Zoologe merkt allerdings an, dass es auch Insektenarten gibt, die sich nur wenig vom Licht beeinflussen lassen.

Reiche Beute

Es gibt einzelne Profiteure der Störung des Lebensraums Nacht. So bauen einige Spinnenarten ihre Netze bevorzugt an Leuchten. Reiche Beute in Form desorientierter oder erschöpfter Insekten fällt ihnen hier gleichsam in den Schoß. Auch einige schnell fliegende, lichttolerante insektenfressende Fledermausarten (zum Beispiel Zwergfledermäuse) haben gelernt, das große Insektenangebot im Umfeld von Leuchten gezielt abzugreifen.

Worin liegt für Insekten die Reizwirkung des Lichts? Die Antwort auf die Frage hat mit ihrer besonderen Sehkraft zu tun. Insekten besitzen enorm leistungsfähige Augen, die sich auch extremen Schwachlichtbedingungen anpassen können. Eintagsfliegen zum Beispiel verfügen sowohl über ein Normallicht- als auch ein Schwachlichtauge. Insekten nutzen Restlicht so effizient, dass sie selbst in nahezu vollkommener Dunkelheit noch sehen können. Mit ihren Lichtsensoren nehmen sie auch die verschiedenen Strahlenanteile des Lichts wahr. Bei tiefer Dunkelheit lockt eine Leuchte Insekten über mehrere hundert Meter an. In einer hellen Vollmondnacht hingegen reduziert sich die Sogwirkung allerdings auf weniger als 50 Meter, weil die Umgebung durch das Mondlicht natürlich erhellt ist.

Dass Arten, die mit so bemerkenswerten Sehfähigkeiten ausgestattet sind, von Licht magisch angezogen werden, überrascht also nicht. Die Wirkung aber ist fatal. Die Ironie besteht dabei darin, dass gerade das, was die Insekten so besonders nachttauglich macht, sich in einer vom Menschen gestörten Natur zunehmend als Nachteil erweist: Ihre hohe Anpassungsfähigkeit an Schwachlichtbedingungen macht die Insekten gleichzeitig auch besonders empfänglich für Blendung.

Ob im Einzelfall viele oder weniger Insekten eine Leuchte umschwirren, ist abhängig von der Außentemperatur und der Lichtqualität. Pauschal lässt sich sagen, dass in den Sommermonaten, wenn die Natur voll im Saft steht, mehr Insekten aktiv sind. Und dass Leuchten mit starker UV-Abstrahlung auf sie eine besonders starke Anziehungskraft ausüben.

Wie viele Opfer eine umschwirrte Lichtquelle fordert, hängt auch von der Dichtigkeit des Gehäuses ab. Viele Leser werden schon einmal beobachtet haben, dass anfliegende Insekten zwanghafte Anstrengungen unternehmen, direkt mit der Lichtquelle in Kontakt zu kommen. Luftschlitze oder Undichtigkeiten zwischen Glas und Gehäuse erlauben ihnen das Eindringen – und dies bedeutet für sie den sicheren Tod. Als Folge verschmutzen auch die Leuchten und müssen nach einiger Zeit gereinigt werden – was nicht im Sinne derer ist, die diese Leuchten aufgestellt haben. Schon das allein sollte für Betreiber von Anlagen zur Außenbeleuchtung ein Grund sein, wenigstens auf eine wirkungsvolle Abdichtung der Leuchten zu achten.

Wissenschaftler der Forschungsgruppe »Verlust der Nacht« der Leibniz-Gemeinschaft machen folgende Rechnung auf: Während der

Sommermonate verenden jede Nacht etwa 150 Insekten pro Straßenlaterne. Bei rund acht Millionen Leuchten im öffentlichen Raum würden auf diese Weise pro Nacht Milliarden von Insekten ihrem Lebensraum entzogen.[67]

Wie drastisch der Staubsaugereffekt sich auswirken kann, zeigt auch ein vom Innsbrucker Schmetterlingsexperten Gerhard Tarmann angeführtes, schon älteres Praxisbeispiel: Nachdem man in der Tiroler Landeshauptstadt 1964 für die Olympischen Winterspiele Brücken und Uferbereiche am Inn dauerhaft effektvoll beleuchtet hatte, kam es in den darauffolgenden Jahren zu einer rapiden Verarmung der Nachtfalterfauna. Einen ähnlichen Leerfangeffekt konnte man in früher sehr schmetterlingsreichen Alpentälern beobachten, nachdem diese mit viel Licht für den Tourismus erschlossen worden waren. Es ist zu vermuten, dass diese ökologischen Ausfälle in keine Kostenrechnung eingeflossen sind.[68]

Die Autoren der Forschungsgruppe »Verlust der Nacht« weisen darauf hin, dass die meisten Arten zwar eher auf Licht mit einem hohen UV- und Blauanteil, also kurzwelliges Licht, reagieren. Es gebe aber keine Lichtfarbe, die uneingeschränkt umweltgerecht wäre. Kaltweißes Licht bedient dabei das gesamte Spektrum möglicher Auswirkungen.

Unterschiedliche Arten nehmen Bereiche des Lichtspektrums, die teilweise für den Menschen nicht oder kaum sichtbar sind, unterschiedlich wahr. »Egal welchen Lampentyp man also verwendet, stets weisen einige Organismen eine spektrale Übereinstimmung der Lichtimmissionen mit ihrer Augenempfindlichkeit auf«,[69] heißt es ernüchternd. Aber es gibt Hoffnung: Da offenbar besonders viele Insekten, Krebse und Fische durch Licht im kaltweißen und ultravioletten Bereich beeinträchtigt werden, kann man die zuweilen in bester Absicht bereits vollzogene Umstellung auf warmes Licht dennoch als Verbesserung betrachten.

Eisenbeis belegt dies in seinem Artikel mit einer Grafik, die auf Werten basiert, die über mehrere Jahre erhoben wurden. Demnach wurden von Quecksilberdampflampen mehr als doppelt so viele Insekten angezogen als von Natriumdampf-Hochdrucklampen.[70] Letztlich geht es aber darum, Lampen mit maßgeschneiderten Spektren zu entwickeln. Allerdings sind für die zu schützenden Lebewesen oft noch zusätzliche Informationen über spektrale Empfindlichkeit und maßgebliche Dosierung der Lichteinwirkung erforderlich.

Die naturverträglichste Lösung ist immer noch die zeitliche Begrenzung nächtlicher Beleuchtung. Wenn etwa eine Kommune meint, sie müsse die Wege in einer Parkanlage unbedingt erhellen, kann man diese Leuchten einfach nach 22.00 Uhr komplett ausschalten oder auf wenige Orientierungsleuchten beschränken.

Herumschwirrende Nachtinsekten sind den meisten Menschen lästig. Warum also sollte uns das nächtliche Schlachtfest an den Außenleuchten irritieren? Macht der Staubsaugereffekt unsere Terrasse, den Garten oder die Grünanlage nicht »sauberer« und damit den Aufenthalt im Freien störungsfreier? Vordergründig lautet die Antwort ja. Aber der »Staubsauger« Licht entzieht dem Umfeld auch Leben. Und damit sind wir an der Wurzel des Problems.

Die vielen Nachtinsekten werden nämlich nicht nur als Nahrung für nachtaktive Jäger (allen voran die Fledermäuse) gebraucht, sondern vor allem als Bestäuber der Pflanzen. In der Vorstellung vieler Laien findet die Bestäubung der Pflanzen tagsüber statt, vorgenommen durch munter im Sonnenlicht herumschwirrende Bienen und Schmetterlinge. Was selten bedacht wird: Ein erheblicher Teil der »Ökosystemdienstleistung« Bestäubung findet in Nachtarbeit statt und wird von ebenjenen nachtaktiven Insekten übernommen, die wir mehr oder weniger ungewollt in großem Umfang vernichten.

Eisenbeis verweist darauf, dass die Schmetterlingsfauna zu etwa 75 Prozent aus Nachtfaltern besteht, und bringt ins Bewusstsein, »dass diese Insektengruppe, weitgehend unbeobachtet, eine ungeheure Bestäubungsleistung erbringt und sich somit an der Erhaltung und Vielfalt der Vegetation elementar beteiligt«.[71] Bogard schreibt, dass es weltweit zwischen 150 000 und 250 000 Nachtschwärmerarten gebe, die rund 80 Prozent der globalen Fauna bestäuben.[72] Eine bemerkenswerte kollektive Leistung, welche die unzähligen Insekten buchstäblich im Dunkeln erbringen.

So lernt der Mensch immer wieder dieselbe schmerzliche Lektion: Eingriffe in ausbalancierte ökologische Systeme rächen sich. Das kann in diesem Fall mittel- bis langfristig auch wirtschaftliche Folgen haben. Denn schließlich geht es nicht allein um die Vielfalt der Fauna in der freien Natur und in Privatgärten, sondern auch um die Landwirtschaft und den Erwerbsgartenbau. Wo nicht bestäubt wird, gibt es keine Früchte. Dabei gewinnt die Leistung der Nachtfalter als Bestäuber aktuell noch zusätzlich an Bedeutung, weil die Bienen durch die Varroamilbe massiv unter Druck stehen und vielerorts als Bestäuber ausfallen.

Alarmiert zeigte sich auch der *Spiegel*, der dem »Sterben der Bestäuber« im Juni 2016 einen mehrseitigen Artikel widmete. Als Hauptursachen werden darin Nervengifte in Ackerpflanzen, tödliche Seuchen (Bienen) und eben der Verlust von Lebensraum angeführt. In diesen letzten Bereich fällt auch die Lichtproblematik. Unter Bezugnahme auf das im Februar 2016 veröffentlichte erste Gutachten des Weltbiodiversitätsrats IPBES (Intergovernmental Science-Policy Platform on Biodiversity and Ecosystem Services) heißt es: »Mehr als drei Viertel der weltweit angebauten wichtigen Nahrungspflanzen sind zumindest teilweise auf Befruchtung durch Insekten oder kleine Wirbeltiere angewiesen. Ihre Dienste, so die IPBES-Forscher, sind bis zu 577 Milliarden Dollar jährlich wert.«[73]

Schwerwiegend sind die Auswirkungen des Staubsaugereffekts, wie bereits angedeutet, auch auf die Nahrungsökologie. Nachtinsekten dienen zahllosen anderen Tieren als Lebensgrundlage. Die fehlt, wenn Insekten durch Lichteinwirkung vernichtet werden. Bogard konstatiert, dass den Ökosystemen auf diese Weise »gewaltige Mengen an Proteinen« entnommen würden. Damit fehle dann »der Kraftstoff, den alle Geschöpfe auf höheren Ebenen der Nahrungskette zum Überleben brauchen«.[74]

Signale ins Leere

Künstliches Licht in der Nachtlandschaft blendet nicht nur und lockt in die Falle, sondern kann auf Tiere auch noch andere Effekte haben. Einige Insekten haben spezielle Leuchtorgane und produzieren selbst schwaches Licht. So geben sie Geschlechtspartnern in Form von Blink- und Dauerlicht Signale. Hier bin ich! Bekannt sind die romantisierten Leuchtkäfer und Glühwürmchen. Mit ihren Locksignalen überbrücken sie im Dunkeln Distanzen von bis zu 45 Metern.

Bei den in unseren Breiten heimischen Leuchtkäfern sind die Weibchen nicht flugfähig. Am Boden liegend senden Sie an die umherschwirrenden Männchen ein grünes Kontaktsignal. Wird das Umfeld durch Kunstlicht aufgehellt, reduziert sich die Kommunikationsdistanz. Das »Locklicht« des Weibchens wird dadurch nur noch von Männchen in unmittelbarer Nähe wahrgenommen – und bleibt im Zweifel unentdeckt. Die Tiere bleiben Singles, und der Nachwuchs bleibt aus.

Auch Gewässerbiotope brauchen die Nacht

Lichtsmog kann auch Gewässerabschnitte aus dem Gleichgewicht bringen. Denn immer häufiger werden Uferbereiche von Seen und Fließgewässern sowie Brücken beleuchtet. Untersuchungen zeigen: Solche Illuminationen haben Auswirkungen auf das Leben im Wasser.

Auf viele Fischarten wirkt Licht anziehend, was der Mensch sich beim Lichtfischen zunutze macht. Jungfische hingegen sind eher lichtscheu. Tagsüber verbergen sie sich in tieferen Bereichen und kommen erst im Dunkeln zum Fressen in die nährstoffreicheren oberen Wasserschichten. Wird ihr Lebensraum in der Nacht von Licht beschienen, sind sie für ihre Fressfeinde leichte Beute. Auch

Laichwanderungen werden durch Licht beeinträchtigt. Lachse etwa wandern bei Dunkelheit flussaufwärts. Eine in gleißendes Licht getauchte Brücke kann so zur Wanderbarriere werden und das Verhalten von Wanderfischarten wie Lachs, Forelle und Aal stören.

»In vielen Seen ist das Lichtniveau beispielsweise ein wichtiger Steuerfaktor für die täglichen vertikalen beziehungsweise horizontalen Wanderungen von Organismen«, heißt es im Aufsatz »Der Verlust der Nacht ist auch ein ökologisches Problem« der Forschungsgruppe der Leibniz-Gemeinschaft.[75] So wandern Wasserflöhe nachts an die Oberfläche, um Algen zu fressen. Wird dieser Bach- oder Flussabschnitt beziehungsweise Uferbereich künstlich beleuchtet, wird den Wassertieren suggeriert, es sei Tag. So ändern die Lebewesen ihr Verhalten, fressen weniger und vermehren sich geringer. Dadurch erhöht sich der Anteil der Algenbiomasse des Gewässers, das wiederum beeinträchtigt die Wasserqualität, und den Fischen steht weniger Nahrung zur Verfügung. Nicht zuletzt produzieren auch Fische bei Dunkelheit Melatonin, um zu regenerieren. Wird es in ihrem Lebensraum nicht mehr dunkel, stört das den Hormonhaushalt.

Beschäftigt man sich mit den Auswirkungen künstlichen Lichts auf aquatische Lebensräume, kommen auch wieder die Insekten ins Spiel. In ihrer Einführung zum Buch *Sternenpark Rhön* nennt Prof. Beate Jessel, Präsidentin des Bundesamtes für Naturschutz, ein drastisches Beispiel: Eine einzige Straßenlaterne in Bachnähe lockt in einer Nacht so viele Köcherfliegen an, wie an dem Bachufer über eine Länge von 200 Metern in der gleichen Zeit schlüpfen.[76]

Entsprechende Hinweise geben auch die Autoren der Forschungsgruppe »Verlust der Nacht«. Gewässer seien ein typischer Lebensraum vieler lichtsensibler Insekten im Larvenstadium. Gerade in warmen Sommernächten würden von künstlichem Licht besonders viele frisch geschlüpfte Insekten angelockt – mit den geschilderten Folgen. Damit fehlen sie Fischen und Vögeln als Nahrungsgrundlage. Der Zoologe Eisenbeis beschreibt eine typische Szene:

»Künstliches Licht in Ufernähe und auf Brücken führt zu einer großen Verwirrung der Eintagsfliegenart Ephoron virgo. Die Tiere bilden einen dichten Schwarm im Lichtkegel von Leuchten, besonders auch an ufernahen Straßenleuchten. Ihre Paarung über der Wasserfläche haben sie hinter sich, weshalb die Schwärme hauptsächlich Weibchen enthalten. Die mit mehreren tausend Eiern gefüllten Eipakete liegen zerstreut am Boden. Ohne den Anflug an das Licht hätten die Weibchen sie über dem Wasser abgelaicht. Jetzt sterben die Tiere in Minuten, und die Eier vertrocknen; eine Fortpflanzung findet damit nicht mehr statt.«[77]

So führe der Staubsaugereffekt auch zu einer Artenverschiebung, sagen die Forscher im *Zwischenruf*:

»Nahrungsnetze werden durch Lichtverschmutzung verzerrt, und Ökosysteme können aus dem Gleichgewicht kommen. Die um diese Insekten ›beraubte‹ Landschaft wird nicht nur artenärmer, sondern auch ökologisch anfälliger, beispielsweise gegenüber der Massenvermehrung bestimmter Arten.«[78]

Auch Pflanzen reagieren auf Licht zur falschen Tageszeit

Das gilt zum Beispiel für dämmerungs- oder nachtaktive Pflanzen, wie etwa die Linde, den Schwarzen Holunder, Nachtschattengewächse sowie viele Gartenkräuter. Diese senden im Dunkeln Duftstoffe aus, um Bestäuber anzulocken. Über längere Zeit scheinendes Licht gaukelt solchen Pflanzen vor, es sei Tag – mit Folgen, die von den Botanikern noch genauer zu untersuchen sein werden.

Andere Reaktionen auf Licht zur falschen Tageszeit hat man an Bäumen beobachtet. So gibt es im Barockviertel von Fulda Kastanien, die von schmucken Laternen beleuchtet werden. An der beleuchteten Seite haben diese Bäume noch im Spätherbst ihre Blätter. Offenbar suggeriert das nächtliche Licht, die Vegetationsphase dauere an. Die Chlorophyllproduktion wird durch das Licht ausgelöst. Der »ewige Frühling« verführt die Bäume dazu, selbst in den kalten Monaten auszutreiben. Kommt dann der Frost, werden die saftigen Triebe Opfer der Kälte, und der Baum verliert Zweige. Wer einmal darauf achtet, wird im eigenen Umfeld viele solcher Beispiele entdecken.

Unachtsamkeit hat ihren Preis

»Keinem Geschöpf stand die evolutionäre Zeit zur Verfügung, derer es bedürfte, um sich diesem Blitzkriegbombardement mit künstlichem Licht anpassen zu können.«

Paul Bogard[79]

Bei der Erforschung und Bewertung der Lichtschäden auf Wildtiere stehen die Forscher noch am Anfang. Die vorhandenen Fallstudien enthalten jedoch Indizien, dass künstliches Licht in der Nachtlandschaft viele nachtaktive Tierarten massiv beeinträchtigt und auch Pflanzen auf Einwirkungen durch künstliches Licht reagieren. Nicht vergessen sollten wir in diesem Zusammenhang, dass es neben dem künstlichen Licht ja noch etliche weitere Stressoren gibt, die Fauna und Flora das Überleben erschweren, zum Beispiel Lärm, die Klimaveränderung und die Belastung durch den Eintrag chemischer Stoffe. Für viele Arten ist das eine Art Dauerbeschuss.

Wir leben in einer Zeit, in der der Artenschutz endlich auch ein politisches Ziel geworden ist. Man denke an die »UN-Dekade Biologische Vielfalt 2011–2020«,[80] eine breit angelegte und durchaus ambitionierte Kampagne. Die in diesem Kapitel skizzierten Beispiele zeigen, dass wirksamer Artenschutz auch den Erhalt natürlicher Nachtlandschaften braucht. Denn lassen wir die Nacht weiter außen vor, machen wir die in Taglandschaften erzielten Schutzerfolge teilweise wieder zunichte.

»Zum Teil fatale Konsequenzen«

Im Gespräch mit dem Biologen Dr. Franz Hölker

Dr. Franz Hölker ist Biologe am Leibniz-Institut für Gewässerökologie und Binnenfischerei sowie Privatdozent an der Freien Universität Berlin. Nach einem zweijährigen Forschungsaufenthalt bei der Europäischen Kommission am Joint Research Center in Italien leitet er seit 2009 den Forschungsverbund »Verlust der Nacht« sowie seit 2012 die internationale COST-Aktion »Loss of the Night Network« (LoNNe). In diesen weltweit einmaligen interdisziplinären Projekten untersuchen Sozial- und Naturwissenschaftler, Astronomen und Lichttechniker erstmals gemeinsam die ökologischen, gesundheitlichen sowie kulturellen und sozioökonomischen Auswirkungen von künstlichem Licht in der Nacht.[81]

Schmidt: Wann haben Sie und Ihre Kollegen in der Biologie zu erkennen begonnen, dass der Verlust der Nacht auch eine ökologische Dimension hat?

Hölker: Nach den Astronomen waren es eigentlich die Insektenforscher, die diese Entwicklung schon lange beobachteten. Allein schon deshalb, da Entomologen seit Jahrzehnten Lichtfallen einsetzen, um die hohe Attraktivität von künstlichen Licht in der Nacht (insbesondere von kurzwelligem Licht) zum Fangen von nachtfliegenden Insekten zu nutzen. Da lag der Gedanke nicht fern, dass das Licht einer Stadt ebenfalls enorme Auswirkungen auf Insektenpopulationen und Nahrungsnetze haben muss. Schließlich stehen Insekten bei sehr vielen Räubern, ob im Wasser oder an Land, ganz oben auf dem Speiseplan und erfüllen wichtige Ökosystemfunktionen.

Bei mir persönlich war es wohl eher ein kontinuierlich laufender Erkenntnisprozess darüber, wie empfindlich die biologische Vielfalt auf eine Störung eines der grundlegendsten Rhythmen des Lebens, den natürlichen Tag-Nacht-Rhythmus, reagieren kann.

Schmidt: Eine oft zitierte Aussage lautet, dass eine einzige Straßenlaterne pro Nacht 150 Insekten den Tod bringt. Kann man das wirklich so allgemein sagen?

Hölker: Diese Berechnung stammt aus einer Publikation von Gerhard Eisenbeis (Universität Mainz) und bezieht sich auf eine typische warme Sommernacht. Die Fänge in unseren eigenen Studien liegen zum Teil ähnlich hoch, sodass wir in Deutschland bei circa acht Millionen Straßenlampen mit Milliarden desorientierter Insekten pro Sommernacht rechnen müssen, die oft ihrem eigentlichen Lebensraum entzogen werden.

Wie viel genau sterben, lässt sich nicht exakt sagen. Aber ein Großteil der desorientierten Insekten stirbt durch Erschöpfung oder wird zur leichten Beute anderer Tiere. Dabei spielt das Farbspektrum eine wichtige Rolle. Die meisten Insektenarten reagieren eher auf Licht mit einem hohen UV- und Blauanteil, das heißt auf kurzwelliges Licht. Es gibt aber keine Lichtfarbe, die keine Folgen hat.

Schmidt: Nicht jeder wird den Tod von Insekten als Verlust empfinden. Doch haben ja selbst die kleinsten Tiere ihre ökologische Funktion. An welcher Stelle fehlen die Nachtinsekten, die dem künstlichen Licht zum Opfer fallen?

Hölker: Ohne Insekten geht es nicht. Die meisten Menschen werden Insekten wie beispielsweise Stechmücken nicht wirklich nachtrauern. Aber man muss sich bewusst machen, dass Insekten in fast allen Lebensräumen der Erde, auf Wiesen, in Gärten, im Wald und in Gewässern, zu finden sind und dort wesentliche Funktionen erfüllen. Erstens: Viele Tiere wie Vögel, Frösche, Eidechsen und Fische ernähren sich vor allem von Insekten oder deren Larven. Zweitens: Die meisten Bäume und Sträucher werden von Insekten bestäubt. Drittens: Zudem sind Insekten wichtige Regulatoren der Nährstoff- und Energieflüsse, indem sie beispielsweise die Abbauprozesse von organischem Material (Pflanzen, Tiere, aber auch Kot) beschleunigen.

Da die Hälfte der Insektenarten nachtaktiv sind und extrem empfindlich auf künstliches Licht in der Nacht reagieren, muss mit deutlichen Auswirkungen gerechnet werden, wie dies auch erste Studien schon zeigen.

Schmidt: Besonders betroffen von der zunehmenden Aufhellung der Nacht und von punktuellem starken Licht sind die *Zugvögel*. Allein in Europa sind jährlich zig Millionen Vögel unterwegs.

Hölker: Viele Zugvögel nutzen die Nacht für ihre Wanderung. Sie orientieren sich dabei an natürlichen Lichtquellen (Sterne, Mond) oder nutzen gewissermaßen einen eigenen Magnetkompass, den sie jeweils an der Himmelsrichtung von Sonnenaufgang und Sonnenuntergang eichen oder der direkt mit Rezeptoren im Auge gekoppelt ist. Dabei kann Kunstlicht stören. Zugvögel werden beispielweise durch beleuchtete Hochhäuser, Leuchttürme und hell erleuchtete Ölbohrinseln auf See irritiert, die die Vögel vor allem bei schwerem Wetter einerseits anziehen und andererseits desorientieren. Dies hat zum Teil fatale Konsequenzen.

Schmidt: Die Auswirkungen der Lichtverschmutzung auf Zugvögel sind ein besonders plastisches und leicht nachvollziehbares Beispiel. Sind aber auch andere Vogelarten von der Aufhellung der Nacht betroffen?

Hölker: Es gibt mittlerweile mehrere Untersuchungen, die zeigen, dass Vögel nicht nur während ihrer Wanderungen betroffen sind. Manch städtisches Amsel- oder Meisenmännchen beginnt bei künstlichem Licht früher zu singen. Normalerweise haben Frühaufsteher bei der Paarung die besten Chancen, da sie als Partner Qualität versprechen. Wenn aber ein Irrläufer zu einem begehrenswerten Liebhaber wird, gerät die natürliche Selektion durcheinander.

Schmidt: Die folgenschwere Magnetwirkung künstlichen Lichtes auf Insekten kennt jeder aus eigener Anschauung. Auch dass Zugvögel durch starke Lichtquellen irritiert werden, ist leicht nachvollziehbar. Weniger offensichtlich dürfte aber für viele sein, dass offenbar auch *Wasserlebewesen*, etwa Fische, betroffen sind, wenn Uferabschnitte oder Brücken von Gewässern beleuchtet werden. Ist das ein signifikantes Problem oder betrifft das immer nur einzelne Individuen?

Hölker: Mittlerweile wissen wir, dass Gewässer besonders stark von nächtlicher Beleuchtung betroffen sind. Siedlungen konzentrieren sich oft um Gewässer und erhellen so die angrenzenden Bereiche. Auch handelt es sich bei Gewässern um Ökosysteme, die besonders empfindlich auf Licht reagieren. Beispielsweise kann direktes Licht als nächtliche Wander- und Ausbreitungsbarriere wirken. Insekten finden nicht mehr den direkten Weg zurück zu ihren Gewässern, und Wanderfischarten, wie einige lachsartige Fische oder Aale, unterbrechen zeitweise ihre Wanderung an beleuchteten Brücken – entweder weil sie das Licht zu meiden versuchen oder von diesem angezogen werden.

Schon geringe Beleuchtungsstärken (1 Lux) reichen aus, um bei Barschen und Plötzen die Produktion von Melatonin, dem sogenannten Nachthormon, zu hemmen, und selbst Mikroorganismen reagieren auf künstliches Licht in der Nacht.

Schmidt: Warum kann es uns Menschen nicht egal sein, ob ein Fisch in seiner Wanderung oder bei der Nahrungssuche gestört wird?

Hölker: Die Beispiele machen deutlich, dass Lichtverschmutzung eine ernstzunehmende Bedrohung für Gewässerökosysteme sein kann. Nahezu alle Ebenen in diesen Systemen können von künstlichem Licht in der Nacht beeinflusst werden. Dadurch kann das empfindliche Gleichgewicht der Ökosysteme nachhaltig und schwerwiegend beeinträchtigt werden. Durch Licht zur falschen

Zeit, auf einem zu hohen Lichtniveau oder mit einer unnatürlichen spektralen Zusammensetzung können sich biologische Rhythmen entkoppeln. Das komplexe Zusammenspiel von Prozessen und Wechselwirkungen innerhalb eines Gewässerökosystems ist zeitlich nicht mehr aufeinander abgestimmt und kann aus dem Takt geraten. Nahrungsnetze können verzerrt werden, und Ökosysteme geraten aus dem Gleichgewicht. Auf viele der sogenannten »Ökosystemleistungen« eines Gewässers (Trinkwasser, Fischerei, Erholung und so weiter), die durch Kunstlicht betroffen sein könnten, sind wir angewiesen.

Schmidt: Aus vielen anderen Fällen wissen wir, dass es bei Eingriffen in die Natur nicht nur Opfer unter den Tierarten gibt, sondern häufig auch Profiteure. Welche Arten sind die *Gewinner* der Lichtverschmutzung?

Hölker: Ja, es gibt auch Profiteure. Viele Räuber haben sich an die neue Lichtsituation angepasst und profitieren wie an einem Buffet von den hohen Dichten an angelockten und desorientierten Insekten. Neben den nachtaktiven Kreuzspinnen beispielsweise profitieren auch einige Fledermausarten davon, dass rund um Straßenlampen Nahrung im Überfluss vorhanden ist. Allerdings verdrängen die Profiteure die lichtempfindlichere Verwandtschaft. Die Insekten fehlen zudem anderen Tieren als Nahrungsgrundlage, und es kommt zu einer Verzerrung des Nahrungsnetzes.

Schmidt: Auch die *Flora* ist seit Urzeiten auf den Wechsel von Tag und Nacht eingestellt. Halten sich da die Auswirkungen in Grenzen, und betreffen sie allenfalls jene Pflanzen, die unmittelbar vom Lichtschein berührt werden?

Hölker: Pflanzen sind zum einen direkt betroffen, da einige Baumarten bekanntlich unter nächtlicher Beleuchtung ihre Blätter später abwerfen und durch die verspätete Vorbereitung auf den Winter dann Frostschäden auftreten können. Eine über mehrere Monate laufende Studie zeigte zudem kürzlich, dass gelbliche Beleuchtung nicht nur die Blütendichte des Hornklees zurückgehen lässt, sondern auch die Population von Blattläusen, was wiederum weitreichende Folgen für die Nahrungskette haben könnte. Blattläuse sind beispielsweise eine wichtige Nahrung für Marienkäfer. Es ist aber auch mit indirekten Effekten zu rechnen, da durch künstliches Licht wichtige nächtliche, aber lichtempfindliche Bestäuber nicht mehr zur Verfügung stehen könnten.

Schmidt: Die Ausbreitung der menschlichen Zivilisation und das sukzessive Zurückdrängen der Natur sind an sich nichts Neues. Viele Tierarten haben durchaus gelernt, mit sich verschlechternden Bedingungen klarzukommen, und sich teilweise sehr erfolgreich angepasst. Kann das im Einzelfall in Sachen Lichtverschmutzung auch gelingen? Können Tiere lernen, den Gefahren des Lichts zu entgehen, indem sie den Kontakt mit Lichtquellen vermeiden?

Hölker: Bestimmte Arten können sich erfolgreich an veränderte Umweltbedingungen anpassen. Es ist davon auszugehen, dass die genetische Zusammensetzung von Populationen durch einen lichtinduzierten Selektionsdruck eher lichtunempfindliche Genotypen begünstigt und lichtempfindliche Arten zumindest lokal verschwinden, insbesondere in städtischen Gebieten. Eine neuere Studie hat beispielsweise gezeigt, dass lichtscheuere Nachtfalter in Städten ein geringeres Sterberisiko und somit einen Vorteil haben, sodass die Nachtfalter aus der Stadt, die schon während mehrerer Generationen hoher Lichtverschmutzung ausgesetzt waren, eine deutlich geringere Tendenz haben, sich dem Licht zu nähern. Einige Arten können sich möglicherweise evolutionär an die neue Lichtsituation anpassen – oder haben es bereits getan.

Schmidt: Stoßen die Bedenken und Warnungen der Biologen bei den verantwortlichen Betreibern von Lichtquellen auf offene Ohren?

Hölker: Im Unterschied zu Lärm, Luftqualität und Klima hatte das Thema »Lichtverschmutzung« bisher in der Umweltpolitik und im Naturschutz kein vergleichbares Problembewusstsein zur Folge. Ein nachhaltiger Gebrauch der Ressource Licht kann aber nur erreicht werden, wenn das Thema »Lichtverschmutzung« in seiner ganzen Breite in das Bewusstsein der Öffentlichkeit gelangt. Neben Entscheidungsgrundlagen für die Politik braucht es auch Maßnahmen, die die Gesellschaft für das Thema sensibilisieren und auf Veränderungen vorbereiten.

Daher stehen wir erst am Anfang, mit der künstlichen Beleuchtung angemessen umgehen zu können, die Wirkungsketten der künstlichen Beleuchtung überhaupt zu verstehen und Möglichkeiten zum Schutz von Nachtlandschaften zu entwickeln. Es gibt allerdings erste Praxisbeispiele auf sehr unterschiedlichen Ebenen und Handlungsmöglichkeiten für den Schutz der Nacht: lichttechnische Lösungen ebenso wie planerische Ansätze, kommunale Lichtmasterpläne sowie gesetzliche Regelungen.

Beispielsweise haben mittlerweile einzelne deutsche Kommunen, zum Beispiel Augsburg und Berlin, neue Beleuchtungskonzepte entwickelt. Vereinzelt werden in Europa regionale Gesetze eingeführt, um die Lichtverschmutzung in den Griff zu bekommen. Frankreich begrenzt landesweit die Beleuchtungsdauer seiner Geschäfte drastisch, und in Slowenien gilt seit 2007 die weltweit erste wirksame nationale Verordnung gegen Lichtverschmutzung.

Schmidt: Haben Sie aus Ihrer fachwissenschaftlichen Sicht konkrete Vorschläge für realisierbare Lösungen? Was kann und sollte man tun?

Hölker: Soll Licht künftig intelligent und effizient eingesetzt werden, braucht man innovative Konzepte, die das Licht dorthin bringen, wo und wann es benötigt wird. Moderne Leuchtmittel, gezielte Lichtlenkung, wissenschaftlich fundierte Richtlinien, maßgeschneiderte Farbspektren und Schwellenwerte für Beleuchtung sind auch Hausaufgaben für die Forschung, damit die Gesellschaft verantwortungsvoll und nachhaltig mit Licht umgehen kann. Auch müssen Bereiche für die Dunkelheit geschaffen werden als Rückzugsraum für Mensch und Tier.

Schmidt: Vielen Dank für das Gespräch, Herr Dr. Hölker.

II.
Im Bann
der Dunkelheit

Die Nacht als Quelle
der Inspiration

Licht und Dunkel in Glaube und Aberglaube: Von der Göttin der Nacht bis zum Rhöner Stallknecht

»Die Nacht enthält die sich auflösende Gärung und den zerrüttenden Kampf aller Kräfte, die absolute Möglichkeit von allem, das Chaos, das nicht eine seiende Materie, sondern eben in seiner Vernichtung alles enthält. Sie ist die Mutter, die Nahrung von allem, und das Licht die reine Form, die erst Sein hat in ihrer Einheit mit der Nacht.«

Georg Wilhelm Friedrich Hegel[82]

Wie nimmt der Mensch die Nacht wahr, als beängstigend, inspirierend, erschreckend, geheimnisvoll? In jedem Fall wohl als die Zeit, in der Raum bleibt für Ängste und Hoffnungen, die gerade im Dunkeln der Nacht auf uns eindringen, dann nämlich, wenn der Tag mit all seinen Ablenkungen in den Hintergrund tritt. Und so ist es kein Wunder, dass die Nacht ein Ort des Glaubens und des Aberglaubens wurde und in den großen Mythen und Schöpfungsgeschichten unterschiedlichster Religionen eine zentrale Rolle spielt – ganz unterschiedlich konnotiert, mal wild und sündhaft, mal segensreich und heilbringend.

Abbild des Chaos:
Die Nacht in der antiken Mythologie

Am Anfang war das Chaos – so die Überzeugung der alten Griechen. Laut Hesiods Theogonie, einer der ältesten Quellen griechischer Mythologie, herrschte vor der Entstehung der Welt pure Finsternis: formlos und endlos. Aus dem Nichts wurden Gaia, die Erdenmutter, und mit ihr der Tartarus, die schwarze Unterwelt, geboren. Doch bevor die Welt ihre heutige Form annehmen konnte, musste die Göttin der Nacht Nyx aus dem Chaos steigen. In der Theogonie gebiert sie eine Tochter: Hemera, den Tag. In der Antike also wird das Licht erst aus der Dunkelheit der Nacht geboren.

Die orphische Theogonie, die sich mindestens fünf Jahrhunderte vor Christi Geburt und mit einiger Wahrscheinlichkeit schon viel früher mit der Entstehung des gesamten Kosmos einschließlich der Welt der Götter und Menschen befasste, ging einen Schritt weiter und erhob die Nacht gar zum Urprinzip. Die Verfechter dieser religiösen Strömung glaubten, die Göttin der Nacht habe aus sich selbst heraus als schwarzer Vogel ein Ei gelegt, das die gesamte Welt in sich trägt:

Nacht, dich feiert mein Lied,
Der Götter und Menschen Gebärerin,
Aller Wesen Ursprung ist Nacht …
Höre, selige Göttin,
Bläulich funkelnde, sternenflammende,
Du erfreust dich der Ruhe und schlafspendenden Einsamkeit.
Besinnung, Erquickung, im Finstern wachend;
Löserin der Sorgen, Mutter der Labung.
Du bringst Erquickung, gütig der Mühsal,
Freundin aller, durch Spendung des Schlafs …
Zur Erde gehörig und doch wieder himmlischer Art …
Sendest du Licht in das Dunkel
Und fliegst selber in den Hades hinab …

Auf denn heiligste, seligste Nacht,
Gnadenvolle, allen Ersehnte.
Milde höre die flehenden Worte.
Komm und scheuche die Bilder der Angst,
Die da schimmern im Dunkel.[83]

Diese Zeilen stammen aus dem dritten, die Nacht personifizierenden orphischen Hymnus, der seinen ganz generell nicht zu unterschätzenden Einfluss auch noch viele Jahrhunderte später auf Romantiker wie Novalis, Heine und Herder ausübte. Aufhorchen lässt in diesem Zusammenhang der Hinweis von Aristoteles, dass die orphische Dichtung eigentlich von dem Pythagoreer Kekops stamme, denn Orpheus selbst habe nie existiert.[84]

Der Ursprung der Welt und damit auch der Kunst aus dem Chaos, der Dunkelheit, dem undefinierbaren geheimnisvollen Urschlamm, der weiblich konnotierten Höhle oder dem tröstenden Mutterschoß ist eine nicht nur in abendländischen Kulturen gängige Vorstellung.[85]

Wolfsfrau und Urmutter: Die Nacht – ein weibliches Prinzip?

Interessant ist, dass mythische Modelle geheimnisvoller, starker wilder und weiser Frauengestalten meist mit der Nacht zu tun haben. Auch Clarissa Pinkola Estés setzt in ihrem Klassiker *Die Wolfsfrau* dieses Urweib schon mal mit »Mutter Nyx« gleich.[86] Besagte Wolfsfrau lebt am Übergang, an der Schwelle zwischen den Welten, wo der Geist der Wölfe mit dem der Menschen zu einer mystischen Einheit verschmilzt. Geheimnisvoll, ja furchterregend, aber immer auch schützend und tröstend ist diese uralte Wissende gleichermaßen Vermittlerin archaisch-intuitiver Erfahrungen wie verlässliche Ratgeberin und Trösterin. Sie verbindet urhaft-mythisches Wissen mit rational unmittelbar Erfahr- und Erfassbarem.

Ob »Nyx«, »Wolfsfrau«, »weise Hexe« oder »innere Heilerin« genannt, diese Urmutter, die oftmals im Dunkel unserer menschlichen Psyche verlorengegangen ist, gelte es wieder hervorzuholen. Zu ihr habe jede Frau eine besondere Verbindung, so Clarissa Pinkola Estés. Ob aber die Frau per se nun mehr Sinn für wahrhafte Naturerfahrung und mystisch-mythische Bilder hat oder nicht, ist eine müßige Frage. Und auch die Erkundung der historischen Nachweisbarkeit von Formen und Ausprägungen des Matriarchats ist hier eher zweitrangig.

Ob Mann oder Frau, jeder kann Zugang finden zu diesem archaischen Erfahrungs- und Erkenntnisquell der tröstenden und inspirierenden »Großen Mutter«, der in nächtlicher Stille und Dunkelheit besonders ergiebig zu fließen scheint.

Das Leben fällt vom Himmel

Diese ersten, die Natur personifizierenden Urgötter – Tag, Nacht, Erde und auch Luft und Donner – entsprechen nicht den späteren olympischen Gottheiten und sind höchstwahrscheinlich Überbleibsel uralter Naturreligionen. Nach Hesiod fliegt Nyx als immer wiederkehrendes Prinzip mit schwarzen Schwingen über den Himmel, sodass es Nacht wird auf der Welt. Dann zieht sie sich in ihre Höhle an der Grenze der Unterwelt zurück, die sie abwechselnd mit ihrer Tochter, dem Tag, bewohnt. Mutter und Tochter leiten durch den Rückzug in ihre Höhle täglich den Wechsel zwischen Tag und Nacht ein, zwischen Hell und Dunkel. Dieses Zusammenspiel wird in der griechischen Mythologie alle brachialen Machtkämpfe zwischen den Göttervätern, Titanen und Menschen überdauern.

Nyx' zweites Kind, Uranos, der Himmel, und die Erdenmutter Gaia sind das erste Herrscherpaar der Götter, noch bevor im antiken Glauben Menschen existieren. Zwölf Titanen zeugt Uranos mit Gaia, doch der Göttervater ist neidisch auf seine Kinder und bangt um seinen Thron. Er will sie töten. Aber Gaia verbirgt ihre Sprösslinge tief im Dunkeln der Erde. Kronos, der älteste der Titanen, harrt in der Dunkelheit aus, bis er seine Zeit gekommen sieht. Er entspringt der Erde, entmannt und tötet den Vater. Blut und Sperma des Himmelsgottes fallen hinab, befruchten die Erde und zeugen die späteren olympischen Gottheiten. Von der tiefsten Dunkelheit des Himmels also geht die Welt der antiken Götter und Menschen aus.

Der sterbende Uranos aber prophezeit seinem Sohn Kronos, dass ihn das gleiche Schicksal ereilen werde. Kronos frisst daraufhin die eigenen Kinder. Dem entkommt nur Zeus, der jüngste Sohn. Zeus tötet oder verbannt – je nach Überlieferung – den Vater, erobert den Olymp und steigt, quasi in dritter Generation, zum Göttervater auf. Unter seinen Getreuen teilt er die Welt neu auf, schenkt dem Poseidon das Meer, der Demeter die Erde. Mit den Titanen, den entmachteten Herrschern der alten Ordnung, stehen die Götter auf Kriegsfuß, Kämpfe und Machtspiele folgen.

Von allen Umverteilungen und Anfeindungen unbehelligt aber bleibt Nyx, die Göttin der Nacht. Sie zieht auch in der Welt der olympischen Götter, in der sie jedoch keine führende Rolle mehr spielt, ihre Runden am Himmel; und selbst Göttervater Zeus scheut die Höhle der weissagenden dunklen Göttin am Rande der Unterwelt. Die Nacht ist also gefürchtete und eher gemiedene Urgestalt, die an längst vergangene wilde Kulte und verdrängte Gottheiten erinnert, an das raue Zeitalter personifizierter Naturgestalten, die selbst ein Herrscher wie Zeus nicht antasten kann.

Der Göttervater ordnet und organisiert die Welt. Seinen Brüdern, Schwestern und Kindern hat er die Herrschaft zugeteilt, den Titanen Epimetheus und Prometheus trägt er auf, die Welt zu bevölkern: Aus der Erde, in der noch der göttliche Samen ruht, sollen sie Vögel, Fische und Säugetiere formen. Laut Platon machen sie dabei jedem neugeborenen Lebewesen ein Geschenk, vom Fellkleid bis zum Flügel. Doch als die Titanenbrüder ihre letzte Schöpfung formen, sind die Gaben aufgebraucht. Vor ihnen liegt, zu ihrer großen Schmach, ein winziges, nacktes Wesen – der erste Mensch, schutzlos der Kälte der Nacht ausgeliefert. Der Mensch ist nicht lebensfähig, Prometheus fühlt sich für den Fehler verantwortlich.

Im Göttersitz aber brennt das olympische Feuer nur für Zeus und die Seinen: Licht und Wärme bieten Schutz vor dem nächtlichen Chaos, zum Zeichen göttlicher Alleinherrschaft. Das Licht im Dunkeln ist das höchste Gut, das die Götter den Menschen vorenthalten. Prometheus aber betrügt Zeus und stiehlt das Feuer, denn erst gesegnet mit dieser Gabe ist der Mensch überlebensfähig und steigt vom hilflosesten aller Tiere zum Herrscher über die Natur auf. Viele Jahrhunderte später wird Goethe den Prometheus als großen Rebellen zeichnen, der den Menschen zum eigenständig-starken Wesen erhob.

Zeus ist erzürnt und verflucht Prometheus zu ewigen Qualen, ein Adler zerreißt täglich die Leber des angeketteten Unsterblichen. Eine unbarmherzige Strafe für den barmherzigen Schenker, dem die alten Griechen bald ein Ende seines Leidens »andichteten«. Befreit wird Prometheus zuletzt durch den mitleidsvollen Helden Herakles, der halb Gott, halb Mensch ist. Denn mit dem Geschenk des Feuers ist der Mensch aufgestiegen und mischt mit in der Welt der Götter, die freilich mit den Menschen spielen, sie aber auch begehren, lieben und hassen als essenziellen Bestandteil ihrer Welt.

In aller Welt

Der Urmythos der über den Himmel ziehenden Göttin findet sich auch in der ägyptischen, chinesischen und persischen Mythologie wieder. Er ist somit eine weltweit verbreitete Tradition, die sich unabhängig voneinander in verschiedensten Kulturen verfestigt haben muss. Funde aus der Nordischen Älteren Bronzezeit (1800–1100 v. Chr.), etwa der Sonnenwagen von Trundholm in Dänemark, eine Skulptur, die um 1400 v. Chr. entstanden sein muss, belegen den Glauben an einen belebten Himmel auch in der nordischen Mythologie.

Die Nachtgöttin der Germanen

Die germanische Entsprechung zu Nyx heißt Nott: eine schwarze Riesin, die auf ihrem Pferd Hrimfaxi über den Himmel reitet, begleitet von einem schönen Jüngling, dem Mond. Nott ist die Mutter des Tags Dagr, der seinerseits zu Pferde über den Himmel jagt, wenn die Mutter sich zur Ruhe begibt. Auch hier zeugt erst die Nacht den Tag und ist dazu Mutter einer Erd- und Fruchtbarkeitsgöttin: Jörd, die für den Ackerbau steht und Odin zum Mann nehmen wird.

Eine weitere frappante Ähnlichkeit zwischen Griechen und Germanen: Bei beiden basiert die Entstehung der Welt auf dem Vatermord. Das erste Wesen, der Riese Ymir, der sich aus einer Erdspalte schält, wird von Odin getötet, dem eigenen Nachkommen. Aus Ymirs Schädel formen Odin und seine Brüder den Himmel, den sie als eine Art Kuppel über die Erde stülpen. Aus dem Gehirn des Riesen formen sie die Wolken. Wer also hinauf in den Nachthimmel schaut, sieht die Gedanken des sterbenden ersten Wesens, erleuchtet von der schönen Jungfrau Sonne oder dem Jüngling Mond.

Die Herrschaft der Nachtgöttin, die seither über den Himmel jagt, ist bei den Kelten und Germanen allerdings begrenzt. Denn der Tod der Götter und der Menschen, Ragnarök, ist vorgezeichnet. Die Wölfe Skalli und Hati verfolgen die Sonne und den Mond, um sie zu verschlingen. Eines Nachts wird es ihnen nach alter Prophezeiung gelingen. Sind Sonne und Mond nicht mehr zu sehen, stehen die Zeichen gemäß der Edda auf Weltuntergang. Gut vorstellbar, wie die alten Germanen in Mondfinsternissen angstvoll zum Himmel starrten und voll der Erleichterung waren, wenn die Nachtgöttin und der Mond sich ihnen wieder zeigten.

Die Nacht in Juden- und Christentum

»Und ob ich schon wanderte im finstern Tal, fürchte ich kein
Unglück, denn du bist bei mir.«

Psalm 23, 4

Im Vergleich zu den wilden Schöpfungsmythen der alten Griechen
Germanen oder Kelten wirkt die biblische Entstehung der Welt erstaunlich friedlich. Mit Muße schafft und waltet Gott und formt an
sieben Tagen die Erde, bis er zufrieden ist. Tag und Nacht sind aufgehoben im göttlichen Schöpfungsakt (1. Mose 1, 1 ff.). »Es werde
Licht«, sprach Gott und trennte als ersten Schöpfungsakt den Tag
von der Nacht. Er setzte Sterne, Sonne und Mond an »die Feste des
Himmels, dass sie schienen auf die Erde und den Tag und die Nacht
regierten und schieden Licht und Finsternis«. Eine klare Ordnung
schafft der Gott des Christentums und schenkt mit dem Tag einen
Ort der Sicherheit, der das Leben des Menschen ordnen wird. So
heißt es in einem Lobgesang an den Herrn:

»Du hast den Mond gemacht, das Jahr darnach zu teilen, die Son-
ne weiß ihren Niedergang. Du machst Finsternis, daß es Nacht
wird, da regen sich alle wilden Tiere … Wenn aber die Sonne auf-
geht, heben sie sich davon und legen sich in ihre Höhlen. So geht
dann der Mensch an seine Arbeit und an sein Ackerwerk bis an
den Abend.« (Psalm 104, 19)

Die stetige Abfolge von Tag und Nacht schafft Ordnung und Sicherheit in alten ruralen Kulturen. Der Ackerbauer oder Viehzüchter, der
mit den ersten Morgenstunden an die Arbeit geht und sich mit der
untergehenden Sonne zur Ruhe bettet, ist ein Geschöpf des Tages
und macht seinen Gott konsequenterweise zu einem Gott des Lichts.
Doch wo Licht ist, ist auch Schatten; und der wohlwollende göttliche Vater braucht einen Gegenspieler, der die Stunden der Nacht be-

wohnt. Kaum hat der biblische Gott die Welt geschaffen und sie für gut befunden, pocht das Böse an ihre Pforten. In der wohlgeplanten Welt erwacht Ungemach. Es ist Luzifer, zu Deutsch: der »Lichtbringer«, der Morgenstern und hellste der Engel, der sich zum schwarzen Herrscher über die Nacht erhebt. Alte jüdische und christliche Überlieferungen erzählen, wie Gottes liebster Engel, »der im Bereich der Lüfte regiert« (Epheser 2, 2), aus Hochmut gegen Gott aufbegehrt und zur Strafe in die tiefste Hölle verbannt wird.

Eindrucksvolle Radierungen und Illustrationen wie »Sturz des Satan«[87] von Gustave Doré zeigen den vom Himmel fallenden Engel. Milton beschreibt Luzifers Abstieg in die Hölle als Verlust allen Lichts: »Ein furchtbarlich Gefängniß flammt um ihn, gleich einem Feuerofen, doch den Flammen entstrahlt kein Licht, nur sichtbar finstre Nacht.«[88]

Der Verbannte befreit sich aus der Gefangenschaft und wandert durch die Hölle, um deren Bewohner, Sünder und Dämonen, für seine Rache an Gott zu gewinnen. Bei Milton trifft er auf seinem Eroberungszug durch die Hölle interessanterweise auch auf alte Götter- und Dämonengestalten wie Orkus und Hades. An der Grenze zwischen Tag und Nacht – denn Luzifer strebt zurück zum Himmel – trifft er im »verlorenen Paradies« sogar die Nyx und tritt vor »jenen Thron des Chaos und das Zelt, das dunkel über öder Tiefe gähnt. Und es saß auf dem Thron, im schwarzen Kleid, die Nacht, das älteste von allen Dingen.«[89]

Die Nacht stellt sich auf Satans Seite und gewährt ihm freies Tun in ihrem Reich. Bei Milton wird Luzifer so zum freien Herrscher über die Dunkelheit. Ein interessanter Schachzug des Dichters, der den Teufel auf diese Weise in den Zusammenhang mit den durchs Christentum verdrängten alten Mythen stellt, deren Göttergestalten der Gott des Lichts tief ins Dunkle verbannt hat und die nun zurückstreben.

Der Verbannte schmiedet Rachepläne. Dem neuen Liebling Gottes, dem gerade erschaffenen Menschen, will er die Unschuld nehmen, um sich am Vater zu rächen. Die Schlange, die in der christlichen Bibel mit dem Teufel gleichgesetzt wird (Offenbarung 12, 9), schleicht sich ins Paradies und schwärmt Eva von der verbotenen Frucht vor – bei Milton konsequenterweise in tiefster Nacht, nämlich in Evas Träumen. Die »erste Frau« kann das geweckte Verlangen nicht unterdrücken und verspeist zusammen mit Adam die Frucht der Erkenntnis. Durch wilde Träume und Versprechungen reißt der einstige Lichtbringer Adam und Eva ins Dunkle. Bestraft von Gott, verlässt der Mensch das heilige Land und bevölkert die Erde mit der Sehnsucht, dereinst ins Paradies zurückzukehren. Die Nacht steht dabei für den Teufel und seine dunkle Unmoral: »Das Licht, das ist das Gute; die Finsternis, die Nacht, das ist das Reich der Sünde und ist des Bösen Macht.«[90]

Der Mensch, den die Bibel schildert, ist von da an hin- und hergerissen zwischen Licht und Dunkel. Er lässt sich vom Bösen verführen, obwohl er doch eigentlich dem Hohen, Hellen, Guten entgegenstrebt. Er betet, hofft, zweifelt und irrt. Den alten Dualismus zwischen Hell und Dunkel, zwei ewig konkurrierenden Trägern des Guten und des Bösen, entnimmt die Bibel nicht nur dem persischen Kulturkreis. Sie ist in zahlreichen Märchen und Mythen weltweit zu finden. Nahezu alle Kulturkreise erzählen von lichtbringenden Helden, die ausziehen, das Böse zu vertreiben. Ein wichtiger Höhepunkt dieser Erzählungen ist nach dem US-amerikanischen Mythologen Joseph Campbell *the dark night of the soul*, die dunkle Nacht der Seele: der Moment des Zweifels und großer Ängste, in der der Held sich dem Bösen schutzlos ausgeliefert sieht und seine Mission für gescheitert hält, ehe er sich heroisch erhebt und seinem Schicksal stellt (mehr darüber in dem Kapitel »Die Dunkelheit einfangen: Das Nachtmotiv in Film und Populärkultur«).

Gut gegen Böse im Kino

Hell gegen Dunkel: Christopher Vogler (geb. 1949) überträgt mit Verweis auf Joseph Campbell diese Märchenstruktur in seinem Buch *The Writer's Journey*[91] auch auf die moderne Literatur und Filmwelt. Vom Weltraumabenteuer »Star Wars« bis hin zum Fantasy-Epos »Der Herr der Ringe« seien in allen großen Publikumserfolgen die gleichen mythischen Erzählstrukturen vorzufinden, in denen der leuchtende Held zuletzt das Böse bezwingt. Weiße Zauberer kämpfen gegen dunkle Orks, Sci-Fi-Ritter ziehen mit Lichtschwertern aus, um finstere Mächte zu vertreiben: Die großen Kassenschlager spielen mit dem alten Dualismus (siehe auch das Kapitel »Die Dunkelheit einfangen: Das Nachtmotiv in Film und Populärkultur«).

Die Nacht ist in der Bibel Ort des Zweifels, der Versuchung, aber auch des Gebets, an dem der gottesfürchtige Fromme sich im Vertrauen auf den Propheten Jesaja beruft, der den Messias als Erlöser und gerechten Richter pries. Die Nacht kann dem, der auf Gott vertraut, im Grunde keine echte Furcht einflößen.

Gottes Schutz in dunklen Zeiten ist ein vielfach wiederholtes Motiv des Alten Testaments und zentrales Element jüdischen Glaubens. Der siebenarmige Leuchter Menora, Symbol des Judentums, begleitet Moses und die Seinen als Geschenk Gottes während ihrer vierzigjährigen Wanderung durch die Wüste. In finsterer Nacht erscheint Gott seinen Propheten im Traum, gibt Weisungen und warnt vor Strafen, die die Ungläubigen treffen sollen.

Das Passahmahl, wichtigstes jüdisches Glaubensfest, feiert die Befreiung des Volks Israel aus ägyptischer Gefangenschaft. Die Bezeichnung *passah* – zu Deutsch »Verschonen, Vorübergehen« – erinnert an eine der bedeutendsten Nächte des jüdischen Glaubens: Mit dem Blut eines geschlachteten Lamms soll das Volk Israel in der Nacht vorm Auszug aus Ägypten Zeichen an den eigenen Türschwellen hinterlassen haben, auf dass der schreckliche Todesengel sie verschone, den Gott jeden Erstgeborenen der Ägypter töten ließ. Die Botschaft, der bis heute mit dem Schlachten des Passahlamms gedacht wird: Der Schrecken der Nacht zieht vorüber an jedem, über dem Gottes schützende Hand liegt.

Jesus als »Licht der Welt«

»Spräche ich: Finsternis möge mich decken! So muss die Nacht auch Licht um mich sein. Denn auch Finsternis ist nicht finster bei dir, und die Nacht leuchtet wie der Tag, Finsternis ist wie das Licht.«

Psalm 139, 11 f.

Gott ist Licht, diese Symbolik übernimmt das Christentum aus der Tora. Jesus ist das »Lamm Gottes«, das in der Tradition des Passahlamms geopfert wird, um die Menschheit aus dem Dunkeln zu befreien und vor dem Tod zu bewahren. So prophezeit Johannes in seiner Offenbarung (22, 4) den Gläubigen den Tag des Jüngsten Gerichts:

»Der Thron Gottes und des Lammes wird in der Stadt stehen. Alle, die dort sind, werden Gott als Priester dienen, sie werden ihn sehen, und sein Name wird auf ihrer Stirn stehen. Es wird keine Nacht mehr geben, und sie brauchen weder Lampen- noch Sonnenlicht. Gott, der Herr, wird über ihnen leuchten.«

Alles Dunkel wird vorüberziehen, so die Botschaft der Bibel. »Lebt als Kinder des Lichtes!«, ruft Paulus den Jüngern in Ephesus zu, denn »das Licht bringt lauter Güte, Gerechtigkeit und Wahrheit hervor« (Eph 5, 8 f.). Im Johannesevangelium ist es Christus selbst, der von sich sagt: »Ich bin als das Licht in die Welt gekommen, damit keiner, der an mich glaubt, länger in der Dunkelheit leben muss« (Joh 12, 46).

Es ist tiefe Nacht, als ein Engel den Hirten erscheint und die Botschaft der Geburt Jesu als Licht der Welt verkündet. Weihnachten ist ein Lichterfest, das nicht von ungefähr in den langen Nächten des Dezembers gefeiert wird. In zahlreichen Adventsliedern wird hoffnungsvoll der Sternenhimmel besungen, so auch im »Stern über Bethlehem«. Dieser Stern, der in jeder Krippendarstellung über Stall und Kind scheint, leuchtet eben nur in tiefer Nacht und kann nur so den Heiligen Drei Königen den Weg zum Gotteskind weisen. Es seien gerade die Momente tiefster Dunkelheit, in denen Gott dem Menschen am sichtbarsten sei, glaubt daher Paul Bogard, der die verbreitete Meinung, das Christentum verteufele die Nacht, anzweifelt. Bogard bezieht sich in seinen Ausführungen neben Jesu Gebeten zum Vater beispielsweise auch auf die Geschichte des jungen Propheten Samuel, dem dessen Meister Eli rät, sich zur Ruhe zu legen, um die Stimme des Herrn deutlich zu hören und ihm antworten zu können (1 Sam 3). Der Autor schließt, dass es gerade die Nacht sei, »in welcher der Mensch Gott in seiner existentiellsten, lebendigsten und lebensverändernsten Gestalt erfahren kann«.[92]

Tatsächlich spielen sich die entscheidendsten Momente christlicher Glaubenslehre im Dunkel der Nacht ab. Jesus betet vor seiner Ergreifung im Garten Gethsemani voller Furcht zum eigenen Vater, in dessen Hand er zuletzt sein Schicksal legt und sein Martyrium annimmt. Petrus zweifelt nach der Gefangennahme Jesu an seinem Herrn: Am Feuer, in dessen Schein Fremde ihn als dessen Jünger erkennen, verleugnet er Jesus vorm Morgengrauen, noch bevor der Hahn dreimal gekräht hat.

Auf den Zweifel und die Furcht folgt die Hoffnung. Besonders eindrucksvoll macht dies die Darstellung der Auferstehung Jesu deutlich, der – eine beeindruckende Metapher – aus den Tiefen seines Felsengrabs zurück ins Licht tritt, um sich seinen Jüngern zu zeigen. Zuvor noch sind es die Frauen, die als Erste die Frohe Botschaft erfahren. Am Abend nach dem Passahfest decken sie sich mit Kräutern und Salben ein und machen sich noch im Dunkeln trauernd auf zum Grab des Gekreuzigten, wo ihnen im ersten Morgenlicht ein Engel Jesu Auferstehung verkünden wird. Keine Nacht währt ewig, so die positive, aufbauende Botschaft des Christentums, auf die viele Traditionen zu den Hochfesten des Kirchenjahrs verweisen, seien es die Kerzen am Adventskranz, die Christmette, die Osterkerze oder die Lichter, die zum Totengedenken an Allerseelen und Allerheiligen an den Gräbern lieber Verstorbener angezündet werden.

»Die Nacht der Macht« im Islam

Auch der Islam übernimmt die Tag-Nacht-Symbolik. So bezeichnet sich der Koran selbst als *Nur*, zu Deutsch »Licht«, das den Menschen in finsterer Nacht erleuchte. Das heilige Buch sei in der Kadr-Nacht vom Schöpfer auf die Erde gebracht worden. Die bedeutungsvolle Nacht liegt innerhalb des Fastenmonats Ramadan. In ihr soll der andächtig Betende Allah besonders nahekommen, Bittgebete werden vom Herrn und seinen Engeln erfüllt. Der genaue Termin ist hoch umstritten, und so verbringen gläubige Muslime alle Nächte des Ramadan in innigen Andachten, auf dass Gott sie auch in der »Nacht der Macht« betend vorfinde.

»Geisterstunde« – Die Nacht im Volksglauben

Mit der Ausbreitung des Christentums in Europa wurden in älteren Religionen präsente Götter und Geister entweder als dem Teufel verwandt verboten oder aber in die christliche Glaubenswelt integriert. So wurde der nordische Glaube an die Nornen, die Schicksalsgöttinnen, verbannt, bald als Hexerei verteufelt und aufs Schlimmste bestraft. Auch Blitzgott Donar durfte nicht mehr über den Himmel walten. Sein Symbol, die Ziege, wurde zum Sinnbild des Teufels erklärt, der seitdem erst mit Ziegenbart, rot behaart und mit spitz gezacktem Schwanz dargestellt wird. Die Nachtgöttin selbst als Konkurrentin zum himmlischen Vater verschwand ganz von der Bildfläche.

Die Nacht stand im Volksglauben auch für den umgehenden Tod, für böse Geister und »angehexte« Krankheiten sowie Naturkatastrophen. Zauberinnen und Heiler wussten diese manchmal fernzuhalten, sei es durch Ausräuchern an heiligen Festen, Gesänge oder das traditionelle Salz, das über die Türschwelle gestreut wurde. Der »Glaube« an diese eher unberechenbaren Wesenheiten war tief, wenn auch viele alte Bräuche in den schrecklichen Hexenverbrennungen bis zum Ende des 16. Jahrhunderts ebenfalls in Schutt und Asche versanken.

Nächtliche Schauergeschichten

Weit verbreitet war der Glaube an Gestaltenwandler, die durch die Nacht streiften, Wanderer vom Weg abbrachten oder Seemänner auf Klippen auflaufen ließen. Die Nacht war die ungewisse Zeit der Geister und Gespenster, während deren Friedhöfe, Wegkreuzungen oder Galgen strengstens gemieden werden mussten. So zumindest heißt es in mancherlei Erzählungen, die den Zuhörern am warmen Feuer eisige Schauer über den Rücken laufen ließen. Mitternacht, die sprichwörtliche Geisterstunde, war besonders angstbesetzt, was wohl in der Überzeugung gründete, dass viele Menschen um diese Zeit aus dem Leben schieden. Bis zum Glockenschlag um eins galt die Nacht als gefährlich.

Bis heute noch bekannt ist die Wilde Jagd, auch Odinsjagd, die unterschiedlichen Erzählungen zufolge (nicht nur) in ganz Europa während gewittriger Nächte zu Hochfesten wie Allerheiligen oder Karfreitag, besonders aber um die »Raunächte« der Weihnachtszeit am Himmel sichtbar wird. Mit Gerassel und Geschrei jagt da eine göttlich-dämonische Festgesellschaft über den Himmel, in deren Zug sich auch die Seelen Verstorbener einreihen, die zu früh aus dem Leben geschieden sind.[93]

Mal angeführt vom Wettergott Odin, mal von der Nachtgöttin Nott auf ihrem schwarzen Hengst, reitet die festliche Jagdgesellschaft wild und zügellos über den Himmel. Sie erscheint dem Verfluchten, aber auch vom Schicksal Auserwählten als Vorbote unruhiger Zeiten. Mutig also, wer sich in stürmischen Nächten ins Freie traute. Stimmte die Wilde Jagd vor dem erschrockenen Wanderer in fröhliche Gesänge ein, würde er ein langes Leben haben. Wer die wilden Jäger hingegen schreien und fluchen hörte, dem drohte ein baldiger Tod. Ein Ausweg: Statt ängstlich vor der Geistererscheinung davonzulaufen, sollte sich der Unglückliche rückwärtsgehend respektvoll entfernen, während er der Gefahr ins Auge sah. So würde Odin ihn womöglich verschonen.

Diese Geistererscheinungen in finsteren Nächten gaben der Urangst vor dem Tod ein Gesicht. Statt weniger greifbarer Zukunftsängste vor Krankheiten und Schicksalsschlägen konnten unsere Vorfahren Kummer und Furcht explizit auf Geister und Dämonen projizieren, deren Wirken auf bestimmte Nächte begrenzt war und daher nicht in den Tag reichen würde. Wer sich durch alte Riten und Verhaltensmuster vor den alles umgebenden Geistern zu schützen wusste, dem konnten Tod und Teufel auch weniger Angst einjagen.

In nordischen Ländern ist es bis heute üblich, den Göttern Wodan und Freyja am Heiligen Abend Früchte- und Nusskuchen unter einen Ostbaum zu legen, um ein fruchtbares neues Jahr zu erbitten. In diesem Brauch sind übrigens wahrscheinlich auch die Gabe von Milch und Keksen begründet, die Santa Claus im amerikanischen Raum in der Nacht zum 25. Dezember bereitgelegt werden: ein weiter Weg von der rituellen Opfergabe an grimmige Kriegsgötter bis zum Snack für den molligen Weihnachtsmann …

Heiligabend zu feiern ist uralte Tradition. In den längsten und kältesten Nächten ein Lichtfest anzusetzen war ein weiser Schachzug unserer Vorfahren, der in schwierigen Zeiten Hoffnung auf den Frühling, den Neuanfang machte. Auch heute wird vielen warm ums Herz, wenn sie an den bunt geschmückten Weihnachtsbaum denken, die Geschenke und das wohlig beheizte Wohnzimmer, das ja gerade im Gegensatz zu Kälte und Dunkelheit draußen vor der Tür so anheimelnd wirkt. Noch heute verbreitet ist der Besuch der Christmette um Mitternacht, in der vielerorts das elektrische Licht in den Kirchen gelöscht wird, um einzig bei Kerzenschein den Gottesdienst zu begehen.

Der Weg zur Christmette, in tiefster Nacht zu Fuß oder im Schlitten durch den Schnee, sorgte in ländlichen Gegenden für große Aufregung. Zahlreiche Märchen und Mythen im Volksglauben erzählen von Wanderern, die unterwegs zur Messe vom Weg abkamen, oder Unglücklichen, die mit ihrer Kutsche eine im Aberglauben gefürchtete Wegkreuzung passierten. So mancher wird da von Hexen und Geistern verführt und von seinem Weg zur Kirche abgebracht. Viele Legenden ranken sich aber auch um gute Geister, die tüchtige Bauern und Knechte am Ende des Jahres für die harte Arbeit belohnen.

Auch Weihnachten wurde per päpstlichen Beschluss nicht umsonst auf den 24. Dezember gelegt. Das heidnische Fest der wiederkehrenden Sonne war zu tief verankert, um verdrängt zu werden. (Durch die Einführung des gregorianischen Kalenders fällt die Wintersonnenwende inzwischen eigentlich bereits auf den 21. Dezember.)

Während der Wintersonnenwende steht die Sonne so tief am Horizont wie an keinem anderen Tag. Schon in der Steinzeit wurde das Fest feierlich begangen, wie etwa die uralten Steinkreise in Stonehenge nahelegen, deren Linien nach der Sommersonnenwende ausgerichtet sind und wohl schon 3100 v. Chr. als Ort der Astronomie und des Glaubens dienten.

Mit zahlreichen Ritualen besetzt sind auch die Raunächte, ebenso »Inner-« oder »Unternächte« genannt, die heute vom ersten Weihnachtsfeiertag bis zum Dreikönigstag datiert werden. Diese Nächte um den Jahreswechsel gelten im Volksglauben als besonders schicksalhaft. In ihnen stehe das Tor zur Geisterwelt weit offen. Mit speziellem Räucherwerk aus Kräutern und Harzen bitten die Menschen um ein reines, sorgloses neues Jahr. Weit verbreitet ist es noch immer gerade in ländlichen Regionen, besonders im Süden Deutschlands, in diesen heiligen Nächten mit Weihrauch durchs Haus zu gehen, um es von negativen Einflüssen zu reinigen. Das nächtliche Ritual befreie von alten Lasten und Lastern und beschütze Mensch und Tier im neuen Jahr vor allem Bösen.

In Oberbayern lebt bis heute der Perchtenlauf weiter, der die langen Nächte des Winters vertreiben soll. Kunstvoll maskierte »Dämonen« ziehen da mit Kuhglocken und knallenden Peitschen durchs Dorf, um böse Geister das Fürchten zu lehren. Auch die bunten Silvesterfeuerwerke, die Böller und Raketen, sind im Glauben an diese Geisternächte und ihre ungebetenen Besucher verwurzelt.

Christliche und heidnisch-märchenhafte Elemente mischen sich in der folgenden kleinen Erzählung aus der osthessischen Rhön und lassen die Christnacht unverhofft zur Glücksnacht werden, indem sie auch irdischen Reichtum beschert.

Die Geschichte vom Stallknecht

Ein Knecht, dem die Kuh am Heiligen Abend ausbüxt und in den Wald davonläuft, trifft ängstlich auf der Suche nach ihr eine alte Frau, die ihn bittet, ihre Kötze ein Stück weit zu tragen. Er tut es und darf als Lohn in den Korb greifen, aus dem er voller Enttäuschung nur eine Handvoll Tannenzapfen zieht, die er verärgert zu Boden wirft.

Nur den kleinsten behält er, um ihn seinem Sohn zum Spielen zu schenken. Beim ersten Licht des nächsten Morgengrauens offenbart die Heilige Nacht ihr Geheimnis: Der Zapfen, den der Knecht für seinen Sohn aus der Tasche hervorholt, hat sich in pures Gold verwandelt.

Sei es das Geisterfest Halloween, das mit ausgehöhlten Kürbisköpfen und gespenstischen Verkleidungsspielen die immer länger werdenden Nächte begrüßt, oder die Walpurgisnacht, die die kürzer werdenden Nächte mit frohen Tänzen in den Mai feiert: Den Jahresverlauf gliederte der stetige Wechsel von Tag und Nacht, den der Mensch, die ihn umgebende Natur genau beobachtend und mystisch erklärend, in alten Ritualen durchlebte und nachvollzog.

Nachtgedichte

»Trägt nicht alles, was uns begeistert,
die Farbe der Nacht?«

Novalis[94]

Ein intensives Gespräch, ein Liebesmiteinander, eine Geburt, ein Naturereignis, ein erhellender oder auch verstörender Traum – all das kann in der ganz speziellen Atmosphäre der Nacht diese eine unnachahmliche Ausprägung erfahren, die bewirkt, dass man es nie vergessen wird.

Genau hier schlägt auch die große Stunde der Dichter und Denker. Ihnen ist es zu verdanken, dass uns eine reiche Anzahl schriftlicher Zeugnisse vorliegt – angefangen von den uralten vorchristlichen Theogonien übers Mittelalter und die Klassik bis in unsere Zeit. Sie lassen uns teilhaben an der jeweilig vorherrschenden Zeitströmung sowie der individuellen Befindlichkeit der Schreibenden: Poesie, die uns noch und gerade heute berühren, zum Nachdenken sowie Abwägen anregen und zu Erkenntnis und Einsicht führen kann. Im besten Fall und oft genug schenkt sie Mitgefühl, innere Ruhe und Einkehr, Fähigkeiten oder Tugenden, die gerade in unserem schnelllebigen und von zahlreichen Einflüssen überlagerten Alltag oft so rar und damit wichtig geworden sind.

Eine Sonderstellung nimmt hier die Literaturepoche der Romantik im 18. und 19. Jahrhundert ein, deren Dichter und Dichterinnen sich besonders intensiv der menschlichen Empfindsamkeit sowie der mystisch-zeitlosen Naturerfahrung verschrieben haben, was oft direkt mit dem Erleben der Vorgänge und Erscheinungen der Nacht korrespondierte. Natürlich sind zeitliche Eingrenzungen der verschiedenen Epochen immer mit einer gewissen Vorsicht zu genießen, Zeitrahmen verschmelzen an den Schnittstellen miteinander und überlagern sich; im Falle der Romantik etwa mit der vorausgehenden Klassik oder den nachfolgenden Strömungen von Biedermeier und Vormärz. Es lag aber alles in allem nahe, die Flügel dieses großen Zeitfensters hier besonders weit zu öffnen, um so den Blick auf die für Seele und Geist ergiebig sprudelnde Heil- und Inspirationsquelle Nacht zugänglich zu machen.

Angesichts der Reichhaltigkeit der literarischen Dokumente zum Thema »Nacht« musste eine Auswahl getroffen werden. Dabei haben wir der Lyrik als einer der Grundgattungen der Literatur eine zentrale Rolle zugedacht. Stimmungen, Empfindungen und weltanschauliche Aspekte können im Gedicht – sei es in Form von gereimten oder freien Versen und speziellen Rhythmen – besonders eindrucksvoll und auf das Wesentliche komprimiert »verdichtet« werden.

Ob Natur-, Liebes-, Stimmungs- und Erlebnislyrik – uns scheint gerade das Gedicht sowohl die mysteriöse und stimmungsvolle Schönheit als auch die durchaus trügerische Ambivalenz der Nacht, ihre »lichten«, monderhellten Seiten, aber auch ihre dunklen Tiefen am überzeugendsten darzustellen. Werfen wir also einen Blick auf das komplexe, vielschichtige Schaffen von Dichterinnen und Dichtern, die uns in ihren Werken an dem ewigen Faszinosum Nacht auf tiefgehende Weise teilhaben lassen.

Minne und Mond – Vom Mittelalter bis zur Klassik

Minnesang und Mittelalter gehören unmittelbar zusammen, und es ist mehr als wahrscheinlich, dass die Minnesänger in ihren verehrenden und schmachtenden Liedern auch die Nacht besangen. Dennoch sind direkt auf die Nacht bezogene schriftliche, in Mittelhochdeutsch verfasste Zeugnisse selten. So finden sich eher mittelbar auf die Dunkelheit verweisende Worte oder Begriffe, wie auch in den unten zitierten Zeilen aus den *Carmina Burana* (Beurer Liedern), einer erst Anfang des 19. Jahrhunderts im Kloster Benediktbeuren entdeckten Sammlung von zahlreichen mittelhochdeutschen, aber auch altfranzösischen Lied- und anderen Texten aus dem 11. bis 13. Jahrhundert. (Die Anthologie gilt als wichtiges Zeugnis der mittelalterlichen Vagantendichtung, der weltlichen lateinischen Lyrik und Spruchdichtung.) Nicht nur in den folgenden beispielhaft wiedergegebenen Versen übernimmt ein zarter Ausnahmevogel, die in der Nacht singende Nachtigall, mit ihrer schönen, wohltönend-träumerischen Stimme passenderweise diese verbale Mittlerrolle:

Nachtigall, sing ein Lied mit Sinn
meiner edlen Königin!
Verkünd ihr, dass mein ganzes Denken
und mein Herze nach ihr brennen
nach ihrem süßen Leib und ihrer Liebe.[95]

Auch der vielleicht bedeutendste deutsche Lyriker des Mittelalters, Walther von der Vogelweide (um 1170–1230), lässt in der ersten und letzten Strophe von »Unter den Linden« den in der Nacht mit seinen Lockrufen auf Paarsuche gehenden gefiederten Sangeskünstler zum heimlichen Mitwisser erfüllter nächtlicher Liebesfreuden werden. Der Dichter verabschiedet sich in seinen »Mädchenliedern«, zu denen auch »Unter den Linden«, gehört, von der klassischen sexuell unerfüllten *hohen Minne*, die immer auch an eine edle höhergestellte Frau gerichtet ist, und bekennt sich zur sogenannten *niederen* oder besser *ebenen* Minne »auf Augenhöhe«. Und so handeln diese Verse von einem in der Dunkelheit stattfindenden Stelldichein eines eher einfachen, also nicht höheren Kreisen angehörenden Mädchens, das von seinem Geliebten zu ihrer Freude »wie eine edle Dame« empfangen wird und den die Nacht mittelbar versinnbildlichenden Singvogel zu ihrem und des Liebsten einzigen Verbündeten macht:

Unter der Linde
an der Heide,
da unser beider Bette war,
da könnt ihr sie finden
gebrochen, Blumen und Gras
vorm Wald in einem Tal
tandaradei –
schön sang die Nachtigall …[96]

Ganz anders geht Andreas Gryphius (1616–1664) das Thema Dunkelheit an. Er gilt als einer der populärsten Barockdichter und verfasste das Sonett »Abend«, das die Vergänglichkeit des Lebens in der Gegensätzlichkeit von Tag und Nacht thematisiert.

Dreißigjähriger Krieg, Gewalt, Not, Hunger und Pest: Die Zeit des Barocks war von einer ganzen Reihe von Menschheitsgeißeln geschlagen, die sich für viele nur in der Hoffnung auf eine bessere Welt im Jenseits ertragen ließen. Die Menschen waren trotz oder gerade wegen all der irdischen Mühsal hin- und hergerissen zwischen den beiden Polen des *Carpe diem* (»Nutze den Tag«) auf der einen Seite und des mahnenden, aber auch auf ewige Erlösung hoffenden *Memento mori* (»Bedenke, dass du sterblich bist«) auf der anderen. Für Andreas Gryphius ist die von Vergehen, Nichtigkeit und Schmerz gezeichnete Tagesrealität das eigentliche »Tal der Finsternis«, aus dem die hereinbrechende Nacht als Vorbotin der ewigen göttlichen Erlösung für den Übergang zum Tod steht:

Abend

Der schnelle Tag ist hin/die Nacht schwingt ihre Fahn/
Und führt die Sternen auff. Der Menschen müde Scharen
Verlassen feld und werck/Wo Thier und Vögel waren
Trawert itzt die Einsamkeit. Wie ist die zeit verthan!
…
Laß/wenn der müde Leib entschläfft/die Seele wachen/

Und wenn der letzte Tag wird mit mir abend machen/
So reiß mich auß dem thal der Finsterniß zu dir.[97]

Viele, auch heute noch gesungene Kirchenlieder in christlichen Gesangbüchern flehen um Erlösung aus ebendiesem »Tal der Finsternis«, häufig auch »Jammertal« genannt. Manche von ihnen stammen noch aus der Feder des Barockliteraten Paul Gerhardt (1607–1676), zeichnet sich seine Epoche doch gerade auch durch das Entstehen zahlreicher protestantischer und katholischer Kirchenlieder aus. Gerhardt verband seine sowohl diesseits- wie auch jenseitsgerichtete Frömmigkeit, die in so innigen Liedern wie »O Haupt voll Blut und Wunden«, das auch in die berühmte Matthäuspassion von Bach eingegangen ist, mit der Hinwendung zu der ihn umgebenden Natur. So leitet er zum Beispiel in dem bekannten »Geh aus, mein Herz, und suche Freud in dieser lieben Sommerzeit an deines Gottes Gaben«, das ein einziges Loblied auf Flora und Fauna ist, just von dieser Überfülle in der Natur die erst zu erwartende Pracht und Seligkeit im Jenseits ab.

Die im Folgenden auszugsweise zitierten Liedverse gelten dagegen der Dunkelheit der hereinbrechenden Nacht: »Das Haupt, die Füß und Hände/Sind froh, daß nun zu Ende/Die Arbeit kommen sei« (aus Strophe 5). Gleichwohl ist in »Nun ruhen alle Wälder« die Nacht, die trotz all ihrer weltlichen Kürze zumindest körperliche Erlösung bringt, im Vergleich zum Tag eindeutig negativ konnotiert, fehlt ihr doch das Licht der Sonne. Das Gegensatzpaar Tag und Nacht steht sich daher geradezu feindlich gegenüber. Erleuchtet im wahrsten Wortsinn wird die Nacht allein durch den Glauben an Jesus Christus. Die Dunkelheit ist damit klar als Kontrapunkt zum Licht Jesus gesetzt, ohne das irdisches Leben unerträglich wäre.

Nun ruhen alle Wälder,
Vieh, Menschen, Städt' und Felder,
es schläft die ganze Welt;
ihr aber, meine Sinnen,

auf, auf, ihr sollt beginnen,
was eurem Schöpfer wohlgefällt.

Wo bist du, Sonne, blieben?
Die Nacht hat dich vertrieben,
die Nacht, des Tages Feind.
Fahr hin, ein andre Sonne,
mein Jesus, meine Wonne,
gar hell in meinem Herzen scheint.

Der Tag ist nun vergangen,
die güldnen Sternlein prangen
am blauen Himmelssaal;
also werd ich auch stehen,
wenn mich wird heißen gehen
mein Gott aus diesem Jammertal.[98]

Das Zeitalter der Aufklärung löste das des Barocks ab und setzte diesem die Vernunft des Rationalismus und die Sinneserfahrungen des Empirismus entgegen. Der französische Philosoph René Descartes (1596–1650) hatte dafür schon den Boden bereitet. Er stellte die Erkenntnis in den Raum, dass man an allem zweifeln könne, lediglich daran nicht, dass man zweifle, sich also seines Verstandes bediene. Auch der Universalgelehrte Gottfried Wilhelm Leibniz (1646–1716), der es verstand, seinen Glauben an einen Schöpfergott mit der Einsicht zu verbinden, dass Welt und Mensch, Schöpfung und Schöpfer keine Gegensätze sind, sondern in vernünftigem Einklang miteinander stehen, hatte bereits am barocken Selbstverständnis gekratzt. Er, der überdies die Sprache als untrüglichen Spiegel des Verstands sah, übte einen nicht zu unterschätzenden Einfluss auf das ganze 18. Jahrhundert aus.

In der Epoche der Klassik geht es dann vorrangig um den Ausgleich von Vernunft und Gefühl. Weder die von aufklärerischer Verherrlichung gezeichnete menschliche Vernunft auf der einen noch der Überschwang von spontanen inneren Stimmungen und hervorbrechenden Gefühlen in der Periode des Sturm und Drang auf der anderen Seite, sondern die Einheit von Intellekt und Emotion gilt als anstrebenswert, um die Weiterentwicklung des Menschen auf der Grundlage antiker Bildungswerte voranzutreiben. Bei aller Leidenschaft dürfen ethisch-humanitäre Werte wie Toleranz sowie Opfer- und Handlungsbereitschaft, die erst ein »edles Gemüt« und seelische Größe ausmachen, nicht in den Hintergrund geraten.

Eine philosophische Grundlage hierfür boten die Arbeiten des Philosophen Immanuel Kant (1724–1804), *Kritik der reinen Vernunft* von 1781 und *Kritik der praktischen Vernunft* von 1788, in denen sowohl die Grenzen menschlichen Denkens als auch die seiner Gefühlswelt aufgezeigt werden. Kern aller Humanität ist der sogenannte »kategorische Imperativ«, der im Gewissen eines jeden normalen Menschen angesiedelt ist. So ist auch die Aufgabe des Künstlers in seinen Werken, Ratio und Emotion in Einklang zu bringen.

Gerade die Natur mit ihren offensichtlichen wie auch geheimnisvollen Elementen, Erscheinungen und Rhythmen als Abbild des universalen Zusammenhangs allen Seins behauptet hier ihren Platz. Und in diesem Kontext gehört natürlich auch der tägliche Wechsel von Hell und Dunkel, von Tag und Nacht.

Der große, die Epoche der Klassik nachhaltig prägende Johann Wolfgang von Goethe (1749–1832) bediente sich in seinen Werken häufig des Themas Nacht. Die Bandbreite reicht von der in eine schaurig-fantastische nächtliche Szenerie eingebetteten Ballade des verstörend gespenstischen Erlkönigs bis zur immer wieder thematisierten Zweisamkeit von Mann und Frau. Zum einen wird die Nacht erhellt von Mond, Sternen und Liebesglück, zum anderen spendet sie erquickenden heilsamen Trost, indem sie Schwermut, Seelenschmerz und Lust lindern und in Ruhe sowie »süßen Frieden« verwandeln kann:

Sternhell glänzet die Nacht, sie klingt von weichen Gesängen,
Und mir leuchtet der Mond heller als nordischer Tag.
Welche Seligkeit ward mir Sterblichem! Träum ich?[99]

In der Nacht, begleitet vom Mond und den damals bei wolkenfreiem Himmel weithin sichtbaren Sternen, herrschen im Vergleich zur Tageshelle ganz eigene Gesetze: Umgeben von wohlmeinenden »Geistern«, gewährt die Dunkelheit des ewigen Alls so etwas wie eine Vorahnung auf die endgültige Heimat des Menschen bei Gott:

Nachts
Nachts, wann gute Geister schweifen,
Schlaf dir von der Stirne streifen,
Mondenlicht und Sterneflimmern
Dich mit ewigem All umschimmern,
Scheinst du dir entkörpert schon,
Wagest dich an Gottes Thron.

Aber wenn der Tag die Welt
Wieder auf die Füße stellt,
Schwerlich möcht er dir's erfüllen
Mit der Frühe bestem Willen;
Zu Mittag schon wandelt sich
Morgentraum gar wunderlich.[100]

Und wer hat nicht wenigstens im Deutschunterricht von den folgenden Versen gehört, die Goethe im Alter von etwa dreißig Jahren ursprünglich an eine Holzhütte im Thüringer Wald geschrieben haben soll?

Über allen Gipfeln
ist Ruh,
In allen Wipfeln

Spürest du
Kaum einen Hauch;
Die Vögelein schweigen im Walde.
Warte nur, balde
Ruhest du auch.[101]

Man kann die Verse als eine Art »Fortsetzung« des beinah ebenso bekannten Goethe-Gedichts »Wandrers Nachtlied« verstehen, in dem die enge Bindung der Nacht – in ihrer ganz besonderen, Geist und Gemüt gleichermaßen beseelenden und besänftigenden Funktion – an das Ewige, Göttliche deutlich wird und bereits in den ersten beiden Zeilen anklingt:

Der du von dem Himmel bist,
Alles Leid und Schmerzen stillest,
Den, der doppelt elend ist,
Doppelt mit Erquickung füllest,
Ach, ich bin des Treibens müde!
Was soll all der Schmerz und Lust?
Süßer Friede,
Komm, ach komm in meine Brust.[102]

Das als ermüdendes tägliches »Treiben« zu verstehende oder auch – wie im nachfolgenden Gedicht – als »irdisches Gewühle« beschriebene Erleben der wachen Stunden wird den ewigen »friedvollen Gefühlen« gegenübergestellt, die nur die Dunkelheit hervorrufen kann. Es ist das Privileg der Nacht und des aus ihr geborenen Schlafs, flüchtige und schmerzhafte Eindrücke zu vertreiben und den menschlichen Geist aus deren Fängen »herauszuheben«:

Nachtgesang
… Die ewigen Gefühle
Heben mich, hoch und hehr,

Aus irdischem Gewühle;
Schlafe! was willst du mehr?[103]

Das Vereinende, Harmonisierende der Klassik, die sich auf die Fahnen geschrieben hat, den Menschen zu ausgewogener, reiner, humanitärer Gesinnung zu erziehen, kommt in dem Ausgleich und Zusammengehörigkeit von Tag und Nacht thematisierenden folgenden Gedicht besonders prägnant und formvollendet zum Ausdruck. Erst in der Erkenntnis, dass die Helligkeit des Tages immer wieder in die »blaue Stunde« übergehen muss und die Nacht schließlich die »himmlischen Gewölbe« schließt, um damit beide, das Oben wie das Unten, die ohne einander nicht denkbar sind, miteinander in Einklang zu bringen, formt sich ein »edler Geist« und »reiner Sinn«:

Wenn am Tag Zenit und Ferne
Blau ins Ungemeßne fließt,
Nachts die Überwucht der Sterne
Himmlische Gewölbe schließt,

So am Grünen, so am Bunten
Kräftigt sich ein reiner Sinn,
Und das Oben wie das Unten
Bringt dem edlen Geist Gewinn.[104]

Und im Faust II heißt es schließlich:

Wenn sich lau die Lüfte füllen
Um den grünumschränkten Plan,
Süße Düfte, Nebelhüllen
Senkt die Dämmerung heran.
Lispelt leise süßen Frieden,
Wiegt das Herz in Kindesruh;

Und die Augen dieses Müden
Schließt des Tages Pforte zu.

Nacht ist schon hereingesunken,
Schließt sich heilig Stern an Stern,
Große Lichter, kleine Funken
Glitzern nah und glänzen fern;
Glitzern hier im See sich spiegelnd,
Glänzen droben klarer Nacht,
Tiefsten Ruhens Glück besiegelnd
Herrscht des Mondes volle Pracht.[105]

Die Romantik als »Epoche der Nacht«

Mondbeglänzte Zaubernacht,
Die den Sinn gefangen hält,
Wundervolle Märchenwelt,
Steig auf in der alten Pracht!

Ludwig Tieck[106]

Diese für die Epoche der Romantik programmatischen Verse stammen aus dem Prolog des Lustspiels *Kaiser Octavianus* von Ludwig Tieck (1773–1853), wobei der Begriff »wundervolle Märchenwelt« sich ganz und gar nicht auf eine schwärmerisch-naive Weltflucht, sondern vielmehr direkt auf die begeisterte Rückbesinnung vieler »Romantiker« auf uralte überlieferte Volksdichtung wie das Märchen bezieht. Die Romantik hat entgegen manchen, auch heute noch nicht überwundenen Vorurteilen nichts mit Gefühlsduselei oder schwülstigem Überschwang zu tun. Es ging ihr vielmehr darum, das mit den Sinnen vordergründig erfahrbare Wirkliche mit dem »nur« zu erspürenden, erahnenden Wunderbar-Zeitlosen zu verbinden, also im Grunde um eine Poetisierung der Realität.

Friedrich Schlegel (1772–1829), der zusammen mit seinem Bruder August Wilhelm (1767–1845) die romantische Programmschrift *Athenaeum* gegründet hat, sprach von »progressiver Universalpoesie« und leitete diese aus der Sehnsucht des Menschen nach dem Unendlichen ab.[107] Es ist kein Zufall, dass sich hier wiederum die uralte mystische Dimension der Nacht als Bild anbietet.

Die Frühromantik ist ohne den »nachtverliebten« Schriftsteller Novalis kaum denkbar. Georg Philipp Friedrich von Hardenberg, so sein eigentlicher Name, lebte von 1772 bis 1801. Für ihn war das besondere Privileg der romantischen Poesie die aufregend-erregende Darstellung der inneren Welt, um jene ganz besonderen, die Seele heilenden Stimmungen und Erkenntnisse beim Rezipienten hervorzurufen und zum Aufblühen und Reifen zu bringen. Kurz: ihn zu seinem wahren zeitlosen Selbst zurückzuführen. So war der Poet für ihn fast so etwas wie ein »transzendentaler Arzt«: »*Nach Innen geht der geheimnißvolle Weg. In uns, oder nirgendwo ist die Ewigkeit mit ihren Welten, die Vergangenheit und Zukunft.*«[108]

Im Mittelpunkt seiner Werke steht die anzustrebende Harmonie zwischen Mensch und Natur, zwischen äußerem Erleben und innerem Empfinden, die etwa über die Bewältigung einer als leidvoll erfahrenen Krisensituation zu erreichen sein kann.

Als ein Höhepunkt im literarischen Schaffen der Frühromantik gelten Novalis' weltbekannte sechs Hymnen an die Nacht, die im Jahr 1800 erschienen sind. Die raumlose ewige Unendlichkeit der »Weltkönigin« Nacht wird dort der nur vordergründigen Macht und zeitlichen Begrenztheit des Lichts gegenübergestellt. Nur sie als die eigentliche zeitlose Kraft vermag es, das Alltägliche, Vergängliche, im Grunde Belanglose in seine Schranken zu verweisen. Und nur die Nacht führt über innig empfundene Liebe (hier gebraucht Novalis das einprägsame Bild »Sonne der Nacht«) zur wahren Spiritualität und einem höheren Sein. Die Sehnsucht nach der Nacht wird zur Sehnsucht nach einem Tod, der seinen Schrecken verloren hat und der damit den Übergang ins Absolute, einzig Wahre und immer Seiende markiert. Die Nacht allein steht für die Dimension des ewig Befreienden und immerwährend Lebendigen. Alle Begrenzungen sind aufgehoben, und es herrscht allumfassende Harmonie:

Muß immer der Morgen wiederkommen? Endet nie des Irdischen Gewalt? Unselige Geschäftigkeit verzehrt den himmlischen Anflug der Nacht ... Zugemessen ward dem Lichte seine Zeit; aber zeitlos und raumlos ist der Nacht Herrschaft.[109]

Diese Zeilen haben einen geradezu »gespenstisch« aktuellen Bezug zu unserer heutigen Zeit, die wahrscheinlich um ein Vielfaches geschäftiger, umtriebiger und beengender ist und uns mit ihren zahlreichen aufeinander einwirkenden Beeinflussungen, vor allem ihrer Medienomnipräsenz vielleicht noch viel nachhaltiger »verzehren« kann.

Abwärts wend ich mich zu der heiligen, unaussprechlichen, geheimnisvollen Nacht. Fernab liegt die Welt – in eine tiefe Gruft versenkt – wüst und einsam ist ihre Stelle. In den Saiten der Brust weht tiefe Wehmut. In Tautropfen will ich hinuntersinken und mit der Asche mich vermischen. – Fernen der Erinnerung, Wünsche der Jugend, der Kindheit Träume, des ganzen langen Lebens kurze Freuden und vergebliche Hoffnungen kommen in grauen Kleidern, wie Abendnebel nach der Sonne Untergang. In andern Räumen schlug die lustigen Gezelte das Licht auf. Sollte es nie zu seinen Kindern wiederkommen, die mit der Unschuld Glauben seiner harren?

Was quillt auf einmal so ahndungsvoll unterm Herzen, und verschluckt der Wehmut weiche Luft? Hast auch du ein Gefallen an uns, dunkle Nacht? Was hältst du unter deinem Mantel, das mir unsichtbar kräftig an die Seele geht? Köstlicher Balsam träuft aus deiner Hand, aus dem Bündel Mohn. Die schweren Flügel des Gemüts hebst du empor. Dunkel und unaussprechlich fühlen wir uns

bewegt … Wie arm und kindisch dünkt mir das Licht nun – wie
erfreulich und gesegnet des Tages Abschied …[110]

Alles fügt sich und kulminiert in Novalis' resümierender Scheinfrage: »Trägt nicht alles, was uns begeistert, die Farbe der Nacht?«[111]

Aber auch in der Zeit der Romantik hat es eine ganz andere literarische Herangehensweise an das nächtliche Dunkel gegeben. Man denke nur an die unheimlich-bedrohlichen sogenannten *Nachtstücke* des E. T. A. Hoffmann (1776–1822), Erzählungen, in denen furchterregende seelische Abgründe ausgelotet werden. Die in realistisch-fantastischen Bildern präsentierte innere Schattenseite der Nacht offenbarte sich hier in dämonenhaften Erscheinungen und schändlich-grausigen Begebenheiten. Die Dunkelkammern des unbewusst Triebhaften und vielfach Verdrängten wurden entriegelt und wiesen auf Sigmund Freud voraus. Doch diese »schwarze Romantik« ist trotz ihres Einflusses besonders auf französische oder amerikanische Schriftsteller wie Victor Hugo (1802–1885) oder Edgar Allan Poe (1809–1849) nicht als epocheprägend zu bezeichnen.

Eine Gedichte und andere literarische Aufzeichnungen veröffentlichende Zeitgenossin von Novalis war die junge Karoline von Günderrode (1780–1806), von der die folgenden Verse stammen:

Der Tag ist karg an liebesüßen Wonnen,
Es schmerzt mich seines Lichtes eitles Prangen
Und mich verzehren seiner Sonne Gluthen.
Drum birg dich Aug' dem Glanze ird'scher Sonnen!
Hüll' dich in Nacht, sie stillet dein Verlangen
Und heilt den Schmerz, wie Lethes kühle Fluthen.[112]

Auch der nach eigenem Bekunden zuweilen von dämonischer Zerrissenheit zermürbte »Romantiker« Clemens Brentano (1778–1842), der in seinen Werken Wirklichkeit, innere Spannung sowie fantastische und Traumelemente miteinander verwob, fand im Erleben der

Nacht Entspannung und Zuflucht. In den unten zitierten Versen setzt auch er das Gegensatzpaar Licht und Dunkel beziehungsweise Tag und Nacht gegeneinander ab, um es jedoch zugleich wie mühelos zu einer synästhesierenden Einheit zusammenzuführen: Die »süße Dunkelheit der Nacht« verschmilzt mit dem »Licht der goldenen Töne«, das sich auf ihrem Hintergrund umso deutlicher abzeichnet:

Abendständchen
Hör', es klagt die Flöte wieder,
Und die kühlen Brunnen rauschen,
Golden weh'n die Töne nieder,
Stille, stille, laß uns lauschen!

Holdes Bitten, mild Verlangen,
Wie es süß zum Herzen spricht!
Durch die Nacht, die mich umfangen,
Blickt zu mir der Töne Licht.[113]

Die Schriftstellerin Bettina von Arnim (1785–1859), Schwester von Clemens Brentano und enge Freundin von Karoline von Günderrode, schrieb einmal: »In der Dunkelheit der Nacht so allein, da wird das Tiefste, was man will, recht deutlich!«[114] Denn erst die Nacht in ihrer kontemplativen Stille macht es möglich, die vielfältigen Eindrücke und Erfahrungen des Tages »lesend« erspüren und damit besser verstehen zu können.

Die folgenden, eher schmucklosen Verse des Joseph Freiherr von Eichendorff (1788–1857) weisen darauf hin, dass gerade die ruhige Einsamkeit der schweigsamen Nacht jene geistig-seelische Umgebung schafft, in der ganz unerwartet Geheimnisse offenbar und erkannt werden können:

Ein Wanderspruch

Der Wandrer, von der Heimat weit,
Wenn rings die Gründe schweigen,
Der Schiffer in Meeres Einsamkeit,
Wenn die Stern' aus den Fluten steigen:

Die beiden schauern und lesen
In stiller Nacht
Was sie nicht gedacht,
Da es noch fröhlicher Tag gewesen.[115]

Klagen bei Clemens Brentano die Flöten, so sind es bei Eichendorff, dem vielleicht bekanntesten Vertreter der romantischen Lyrik, die Lauten, die mit ihrem Klang ein vielfarbiges Sehnsuchtsszenario unter dem Himmel einer »prächtigen Sommer-« beziehungsweise »Waldesnacht« untermalen:

Sehnsucht

… Sie sangen von Marmorbildern,
Von Gärten, die überm Gestein
In dämmernden Lauben verwildern,
Palästen im Mondenschein,
Wo die Mädchen am Fenster lauschen.
Wann der Lauten Klang erwacht
Und die Brunnen verschlafen rauschen
In der prächtigen Sommernacht.[116]

Bei ihm eröffnet sich wie auch in zahlreichen anderen, nicht ausschließlich, aber häufig der Romantik zuzuordnenden Gedichten eine Perspektive der Nacht, die von einem Ich präsentiert wird, »das einsam in der Nacht steht, sich in diese Nacht hinaussehnt und sich in sie hineinträumt« und damit versucht, den inneren Schmerz, den jede erfahrene Seele durchlebt hat, poetisch zu sublimieren und so zu lindern.[117]

Neben dem weltenumspannenden, auf inneres Empfinden *und* äußere Erfahrungen zielenden romantischen Sehnsuchtsbegriff gibt es noch eine andere, eine bildliche Entsprechung – im Grunde *das* Symbol dieser Epoche, die geheimnisvolle »Blaue Blume«. Symbolisiert sie doch den wahren Kern allen Seins, die Verwirklichung der Sehnsucht nach der endgültigen Verschmelzung von Realität und Traumwelt, von Tag und Nacht.

Natur und Geist finden »durch realitätsüberschreitende vielschichtige Sinnenwahrnehmungen« endlich zueinander.[118] Wer die Blaue Blume aufspürt, hat das wahre Glück gefunden. Sie steht damit für die romantische Lebenserfüllung schlechthin. Es war im Übrigen kein Geringerer als der Nachtbegeisterte Novalis, der diese »Zauberblume« in seinem unvollendeten Roman *Heinrich von Ofterdingen* eingeführt hat.

Joseph von Eichendorff spricht ebendiese »Blaue Blume« wie etwa in seinem gleichnamigen Gedicht direkt an oder verknüpft sie auch ganz allgemein als »die Blume« mit dem Erleben der mystisch-mondbeglänzten Nacht. So heißt es beispielsweise in seinem Gedicht »Nachtzauber«:

... Weckend die uralten Lieder,
Steigt die wunderbare Nacht,
Und die Gründe glänzen wieder,
Wie dus oft im Traum gedacht.

Kennst die Blume du, entsprossen
In dem mondbeglänzten Grund?
Aus der Knospe, halb erschlossen,
Junge Glieder blühend sprossen ...
Und die Nachtigallen schlagen,
Und rings hebt es an zu klagen,
Ach, vor Liebe todeswund,
Von versunknen schönen Tagen –
Komm, o komm zum stillen Grund![119]

Eine Kulturgeschichte der Nacht ohne Joseph von Eichendorffs »Mondnacht« ist kaum vorstellbar. In diesem weithin bekannten Gedicht ist von romantisierender Alltagsabkehr wenig zu spüren, nichts von Weltflucht oder gar Resignation. In der wie selbstverständlichen, durchaus lebensbejahenden Naturverbundenheit wirkt es in seiner Wortwahl so ungezwungen wie innig und hingebungsvoll. Es erschafft damit in nur wenigen Versen eine Gesamtschau allumspannender Harmonie, eine Synthese aus Diesseits und Jenseits im Hier und Jetzt:

Es war, als hätt der Himmel
Die Erde still geküßt,
Daß sie im Blütenschimmer
Von ihm nun träumen müßt.

Die Luft ging durch die Felder,
Die Ähren wogten sacht,
Es rauschten leis die Wälder,
So sternklar war die Nacht.

Und meine Seele spannte
Weit ihre Flügel aus,
Flog durch die stillen Lande,
Als flöge sie nach Haus.[120]

Abschließend zu Eichendorff sei noch sein Gedicht »Der Einsiedler« erwähnt, das den Abend des Lebens schließlich in eine tröstende stille Nacht übergehen lässt, die wiederum im Abschied vom irdischen Dasein mit dem ewigen Morgenrot allen Seins in Gott verschmilzt:

Komm, Trost der Welt, du stille Nacht!
Wie steigst du von den Bergen sacht,
…

Die Jahre wie die Wolken gehn
Und lassen mich hier einsam stehn,
…
O Trost der Welt, du stille Nacht!
Der Tag hat mich so müd' gemacht,
Das weite Meer schon dunkelt,
Laß ausruhn mich von Lust und Not,
Bis daß das ew'ge Morgenrot
Den stillen Wald durchfunkelt.[121]

Eine ganze Reihe gerade von Joseph von Eichendorffs Versen wurden unter anderem von seinem Zeitgenossen Robert Schumann (1810–1856) vertont. So enthält der »Liederkreis« des Schumann'schen Opus 39 gleich zwölf Kompositionen zu Eichendorff'scher Lyrik, so auch die berühmte »Mondnacht«. Schon im 19. Jahrhundert entstanden um die vierzig Kompositionen allein zu diesem Gedicht. Damit gilt von Eichendorff als einer der am häufigsten vertonten Dichter. Die unüberhörbare, ganz eigene Musikalität seiner Texte traf sich gut mit dem Musikverständnis der Romantik, das Tönen eine geradezu poetisch-magische Wirkung zuschrieb.

Die Welt der lyrischen Worte vermochte, auch und gerade auf die besondere Aura der Nacht bezogen, Komponisten nachhaltig zu inspirieren. Verse und Musik verbanden sich kunstformübergreifend mit der menschlichen Stimme zu zeitlos schönen Nachtgesängen.[122]

Das folgende schwärmerisch-melancholische Nachtgedicht von Nikolaus Lenau (1802–1850), das dazu von Weltschmerz, Zerrissenheit, aber auch einer gewissen Abgeklärtheit zeugt, stammt aus der Übergangsphase zwischen der Epoche der Romantik und der Zeit einer ganz neuen politischeren, sozialkritischeren Herangehensweise an Literatur:

Bitte

Weil' auf mir, du dunkles Auge,
Übe deine ganze Macht,
Ernste, milde, träumerische,
Unergründlich süße Nacht!
Nimm mit deinem Zauberdunkel
Diese Welt von hinnen mir,
Daß du über meinem Leben
Einsam schwebest für und für.[123]

Die Nacht in ihrer magischen Kraft und Unergründlichkeit wird hier zum erlösenden Gegenentwurf einer nicht mehr akzeptierten, oft genug von Belanglosigkeit und Trivialität geprägten Tageserfahrung. Die Nacht ist es, die in ihrer geheimnisvollen Milde das schafft, was »diese Welt«, gemeint ist der tägliche grelle Tagestrott, zunichtegemacht hat: Frieden zu schenken. Nur wenn man sich dem machtvollen zauberischen Bann der Nacht überlässt, die als »tief blickendes« *dunkles Auge* bezeichnet wird, kann man der zuweilen verstörenden geschäftigen Oberflächlichkeit des Tages mit seinen schmerzhaften Erfahrungen entrinnen.

»Die harte Wirklichkeit mit ihrem fremden Zwang«, sprich »des Tages Forderung und seiner Fragen Qual«, verlieren auch in dem folgenden so wortgewaltigen wie ausdrucksstarken Gedicht von Adele Schopenhauer (1797–1849) in der stillen Dunkelheit ihre »laute« vermeintliche Vordringlichkeit – und in den Armen einer mütterlichen Nacht ihren Schrecken.

An die Nacht

O stille Freundin Du! O wortlos ernste Nacht!
Nimm meinen lauten Schmerz in Deine Mutterarme!
Verhüll' mein müdes Haupt in Deiner Schleier Pracht,
Daß dieses starre Herz in Thränenthau erwarme.
Zeig' mir Ihn fern im Traum, erwecke heiß'res Sehnen –
Die harte Wirklichkeit nahm mir den Trost der Thränen.

Des Tages Forderung und seiner Fragen Qual,
Sie bleiben, fern gebannt, in weitem Kreise stehen –
Und frei von fremdem Zwang erhebt zum erstenmal
Die Seele sich empor, will weithin rückwärts sehen
Dorthin – wo sie geglaubt, dem Tod sich hinzugeben,
Und ach! so tief geirrt! sie gab sich hin – dem Leben![124]

Die sogenannte Zeit des Biedermeier in der ersten Hälfte des 19. Jahrhunderts, bei der man sofort an private Zurückgezogenheit und häusliche Idylle oder gar den Muff bürgerlichen Spießertums denkt, hat durchaus große Literaten hervorgebracht, die keineswegs nur der klassisch-romantischen Tradition nachhingen oder das kleine Glück des Alltags verklärten, sondern sich sehr wohl der Spannungen zwischen idealistischen Vorstellungen und realistischen Gegebenheiten bewusst waren und diese in der Bandbreite ihrer Werke zum Ausdruck brachten.

Franz Grillparzer (1791–1872) etwa, der wegweisende österreichische Schriftsteller, der einmal gesagt hat: »Für mich gab es nie eine andere Wahrheit als die Dichtkunst«,[125] ist in erster Linie durch seine den leidvollen Verzicht und die persönliche Opferbereitschaft des Einzelnen thematisierenden Dramen berühmt geworden, in denen »die überraschend modernen Züge seines psychologischen Realismus deutlich wurden«[126].

Aus seinem lyrischen Werk stammen die folgenden Verse, die den erquickenden, alles lösenden Schlummer als »liebliches Kind der Nacht« besingen und ein wenig an jenen den Schlaf herbeisehnenden »Nachtgesang« Goethes mit den Endreimen »Schlafe, was willst du mehr?« erinnern:

Berthas Lied in der Nacht
Nacht umhüllt
Mit wehendem Flügel
Täler und Hügel
Ladend zur Ruh'.

Und dem Schlummer
Dem lieblichen Kinde,
Leise und linde
Flüstert sie zu:

»Weißt du ein Auge,
Wachend im Kummer,
Lieblicher Schlummer,
Drücke mir's zu!«

Fühlst du sein Nahen?
Ahnest du Ruh?
Alles deckt der Schlummer.
Schlummre du. schlummre auch du!«[127]

Annette von Droste-Hülshoff (1797–1848) gilt als die bedeutendste Dichterin ihrer Zeit. Sie setzt die Nacht und ihren Vorboten, die Dämmerung, in ihren zahlreichen Gedichten als stimmungsverstärkenden Hintergrund ein, wie etwa in den ersten Zeilen von »Das Haus in der Heide«: »Wie lauscht, vom Abendschein umzuckt,/ die strohgedeckte Hütte …« Und »Im Moose« beginnt mit den Versen:

Als jüngst die Nacht dem sonnenmüden Land
Der Dämmrung leise Boten hat gesandt,
Da lag ich einsam noch in Waldes Moose.
Die dunklen Zweige nickten so vertraut,
An meiner Wange flüsterte das Kraut
Unsichtbar duftete die Heiderose.[128]

Sozusagen als poetisches Kontrastprogramm dient ihr die Nacht im Gedicht »Das Hirtenfeuer«:

Dunkel, Dunkel im Moor,
Über der Heide Nacht,
Nur das rieselnde Rohr
Neben der Mühle wacht,

...

Unke kauert im Sumpf,
Igel im Grase duckt,
In dem modernden Stumpf
Schlafend die Kröte zuckt,

...

Was glimmt dort hinterm Ginster,
Und bildet lichte Scheiben?
Nun wirft es Funkenflinster,
die löschend niederstäuben;
nun wieder alles dunkel –[129]

In der vierzehnstrophigen »Durchwachten Nacht«, in der die Dichterin ihre Eindrücke und Empfindungen während der gesamten nächtlichen Zeitspanne bis in alle Herrgottsfrühe »minuziös« auf poetische Weise protokolliert, mutet die Nacht selbst eher wie ein selbstverständlicher Teil des Ganzen an denn als hervorgehobene eigene Welt.

Wie im literarischen Schaffen Annette von Droste-Hülshoffs unterschiedliche zeitgeschichtliche Strömungen zusammenfließen, um sich mit ihrem Genius zu verbinden, so lässt sich auch ein Eduard Mörike (1804–1875), der andere große Vertreter des Biedermeier, nicht in eine zeitgebundene Schublade pressen:

Um Mitternacht

Gelassen stieg die Nacht ans Land,
Lehnt traeumend an der Berge Wand,
Ihr Auge sieht die goldne Waage nun
Der Zeit in gleichen Schalen stille ruhn;
Und kecker rauschen die Quellen hervor,

Sie singen der Mutter, der Nacht, ins Ohr
Vom Tage,
Vom heute gewesenen Tage.

Das uralt alte Schlummerlied,
Sie achtet's nicht, sie ist es mued;
Ihr klingt des Himmels Blaeue suesser noch,
Der fluechtgen Stunden gleichgeschwungnes Joch.
Doch immer behalten die Quellen das Wort.
Es singen die Wasser im Schlafe noch fort
Vom Tage,
Vom heute gewesenen Tage.[130]

Antike, klassische, romantische sowie realistische Elemente flossen in der Sprach- und Dichtkunst des Eduard Mörike zusammen. In dem hier zitierten Gedicht »Um Mitternacht« wird der Gegensatz und zugleich die Einheit der Mutter Nacht, in der die mythische Nyx hervorscheint, mit ihren für den Tag und seine Schnelllebigkeit stehenden Töchtern, den keck sprudelnden Quellnymphen, poetisch nachgezeichnet. Gelassen träumend steht sie um Mitternacht für das ewig Schöne, für Harmonie, Ausgewogenheit sowie Gleichgewicht und kann sich den immer forscher rauschenden Quellen dennoch nicht entziehen.

Man kann die Quellen angesichts der würdevollen Gelassenheit ihrer Mutter, der Nacht, als »Quälgeister« sehen oder auch als weltlich-realistischen Gegenpol, der im Rahmen unserer irdischen Existenz immer in die Nacht des Kosmos, des Ewigen und Eigentlichen hineinwirkt. Obwohl die Nacht selbst dieses »uralten Schlummerliedes« müde zu sein scheint, steht sie doch zusammen und in Kontrast zu den nimmermüden Quellen als Metapher für das Auf und Ab, das Oben und Unten des irdischen Leben selbst.

Eine Aussage dieses Gedichts mutet damit geradezu modern an und verweist bereits auf die viel später einsetzende Schlafforschung:

Bei der Verarbeitung des »gewesenen Tages«, dessen Eindrücke in Gestalt der immerfort rauschenden Quellen noch im Schlaf nachwirken, ist erst die ebendiesen Schlaf und mit ihm die Aufarbeitung alles Gewesenen ermöglichende Nacht eine notwendige und unersetzliche Hilfe. Der Tag ist demnach in der Nacht aufgehoben, die über den Schlaf in Körper und Seele den überlebenswichtigen Ausgleich schafft. Und den hat der Dichter Eduard Mörike – der selbst hin- und hergerissen war zwischen seiner Berufung als Dichter und dem ungeliebten Tagesgeschäft eines Pfarrers, das er, um seine Existenz zu sichern, jedoch auszuüben gezwungen war – selbst bitter nötig gehabt.

Am Beispiel der Liedverse des Publizisten, Wissenschaftlers und Schriftstellers Gottfried Kinkel (1815–1882) wird deutlich, welchen Wandel auch die Einstellung zum Glauben seit den geistlichen Liedern der Barockautoren wie Andreas Gryphius im Laufe der Zeit vollzogen hat. Die Finsternis der Nacht hat ihren Schrecken verloren. Jede der vier Strophen, von denen hier nur zwei zitiert werden, endet mit den so tröstenden, beinah aufmunternden Zeilen: »Wirf ab, Herz, was dich kränket/Und was dir bange macht!«

Ein geistlich Abendlied

Es ist so still geworden,
Verrauscht des Abends Wehn,
Nun hört man allerorten
Der Engel Füße gehn;
Rings in die Thale senket
Sich Finsternis mit Macht –
Wirf ab, Herz, was dich kränket
Und was dir bange macht!

Es ruht die Welt im Schweigen,
Ihr Tosen ist vorbei,
Stumm ihrer Freude Reigen

Und stumm ihr Schmerzensschrei.
Hat Rosen sie geschenket,
Hat Dornen sie gebracht –
Wirf ab, Herz, was dich kränket
Und was dir bange macht![131]

Lyrische Nachtgedanken in Aufbruchszeiten

»Denk ich an Deutschland in der Nacht,
Dann bin ich um den Schlaf gebracht.«

Heinrich Heine[132]

Um 1830 entstand eine Bewegung, die man »Junges Deutschland« nannte und hinter der ein Kreis junger Schriftsteller stand, der sich von dem idealistischen Weltbild der Klassik und Romantik abwandte und der Überzeugung war, dass »Dichtung … in lebendige Verbindung mit der politischen, weltanschaulichen und sozialen Gegenwart gebracht werden« müsse.[133]

Heinrich Heine (1797–1856) sei in seiner bissig-ironischen Skepsis »die giftig gewordene Romantik«,[134] beschrieb es der Literaturwissenschaftler und Philosoph Friedrich Theodor Vischer (1807–1889) einmal. Und Eduard Mörike soll über ihn gesagt haben: »Er [Heine] ist ein Dichter ganz und gar, aber nit eine Viertelstunde könnt' ich mit ihm leben …«[135]

Obwohl Heine die »schöne Welt« der Romantik als realitätsfern ablehnte, blieb er ihr dennoch verbunden. Er steht damit für die Aufarbeitung des Zwiespalts zwischen den realen gesellschaftlichen Zuständen, geprägt von verstörender, von Kleingeist und Unrecht getrübter Alltagserfahrung, die er kritisierte, und einer unbestimmten Sehnsucht nach harmonischer, ungetrübter Empfindungsfülle:

Aus den Himmelsaugen droben
Fallen zitternd goldne Funken
Durch die Nacht, und meine Seele
Dehnt sich liebeweit und weiter.

O, ihr Himmelsaugen droben!
Weint euch aus in meine Seele,
Daß von lichten Sternentränen
Überfließet meine Seele.[135]

In der Phase des bürgerlichen Realismus beschäftigte sich die Literatur zunehmend kritisch mit den vorherrschenden gesellschaftlichen Zuständen, vor denen man die Augen nicht mehr verschließen konnte. Die ernüchternde gesellschaftliche Wirklichkeit, die Diskrepanz zwischen Oben und Unten, zwischen Arm und Reich mit all ihrer Heuchelei und Scheinheiligkeit liefen als romantische Illusionen empfundenen Sichtweisen den Rang ab. Aber auch ein Christian Friedrich Hebbel (1813–1863), der sich zeitlebens um die Auslotung des Spannungsfeldes im Verhältnis der Individuen zueinander sowie des Einzelnen in Bezug auf die Gemeinschaft mühte und sich mit der Tragik des moralisch schuldlosen Individuums beschäftigte, das sich um des großen Ganzen willen aufopfern müsse, schrieb solche Verse in seinem »Nachtlied« nieder:

Quellende, schwellende Nacht,
Voll von Lichtern und Sternen:
In den ewigen Fernen
Sage, was ist da erwacht!

Herz in der Brust wird beengt,
Steigendes, neigendes Leben,
Riesenhaft fühlte ich's weben,
Welches das meine verdrängt.

Schlaf, da nahst du dich leis,
Wie dem Kinde die Amme,
Und um die dürftige Flamme
Ziehst du den schützenden Kreis.[137]

Noch umfassender wird die Schutz und gnädiges Vergessen spendende »Amme« der Nacht, der beschwichtigende Schlaf, in Hebbels Gedicht »Abendgefühl« beschrieben. Wenn Tag und Nacht »Frieden miteinander schließen«, indem erfahrenes Tagesleid *und* empfundene Freude, Glück *und* Schmerz im versöhnend nivellierenden Schlaf zerrinnen, dann fließt das gesamte Leben mit seinen Licht- und Schattenseiten in der Dunkelheit der Nacht zu einem einzigen »Schlummerlied« zusammen:

Friedlich bekämpfen
Nacht sich und Tag.
Wie das zu dämpfen,
Wie das zu lösen vermag!

Der mich bedrückte,
Schläfst du schon Schmerz?
Was mich beglückte,
Sage, was war's doch, mein Herz?

Freude wie Kummer,
Fühl ich zerrann,
Aber den Schlummer
Führten sie leise heran.

Und im Entschweben,
Immer empor,
Kommt mir das Leben
Ganz, wie ein Schlummerlied vor.[138]

Es bedarf nur noch eines kleinen Schritts bis hin zur »Weihe der Nacht«, Versen, die wie eine »Heiligsprechung« anmuten:

Nächtliche Stille!
Heilige Fülle,
Wie von göttlichem Segen schwer,
Säuselst aus ewiger Ferne daher.

Was da lebte,
Was aus engem Kreise
Auf ins Weitste strebte,
Sanft und leise
Sank es in sich selbst zurück
Und quillt auf in unbewußtem Glück.
Und von allen Sternen nieder
Strömt ein wunderbarer Segen,
Daß die müden Kräfte wieder
Sich in neuer Frische regen;
Und aus seinen Finsternissen
Tritt der Herr, so weit er kann,
Und die Fäden, die zerrissen,
Knüpft er alle wieder an.[139]

Gottfried Keller (1819–1890) stellte in seinen Novellen die Diskrepanz zwischen Sein und Schein in den Mittelpunkt. Heiter-ironisch, zuweilen satirisch, aber ebenso besorgt und mahnend rechnet er mit den Verfehlungen seiner zeitgenössischen Bürger ab. Bei allem aber steht Keller für eine in sich ruhende Gelassenheit, die von seiner grundsätzlichen Zuneigung zur gesamten irdischen Schöpfung getragen wird. Von ebendieser inneren Ruhe und Zuversicht zeugen auch die folgenden, auszugsweise zitierten Verse an die Nacht:

Stille der Nacht

Willkommen, klare Sommernacht,
die auf betauten Fluren liegt!
Gegrüßt mir, goldne Sternenpracht,
die spielend sich im Weltraum wiegt!

...

Doch wie im dunklen Erdental
ein unergründlich Schweigen ruht,
ich fühle mich so leicht zumal
und wie die Welt so still und gut.

Der letzte leise Schmerz und Spott
verschwindet aus des Herzens Grund:
es ist, als tät' der alte Gott
mir endlich seinen Namen kund.[140]

Kurz vor Ende des 20. Jahrhunderts lebte und schrieb Ludwig Jaco-
bowski (1868–1900), der schon im jungen Alter von fünfzehn Jahren
seinen ersten Gedichtband veröffentlichte. Nicht allein seine Dichtkunst, auch seine publizistische Bandbreite sowie sein soziales Engagement machten den Schriftsteller, dem nur eine kurze Lebensdauer beschieden war, zu einer wichtigen Größe im öffentlichen Leben
Berlins vor der Jahrhundertwende:

Nach Hause

Das macht die Sommernacht so schwer:
Die Sehnsucht kommt und setzt sich her
und streichelt mir die Wange.

Man hat so wunderlichen Sinn;
man will wohin, weiß nicht wohin,
und steht und guckt sich bange.

Wonach?
Die Fackel in der Hand,
so weist die Sehnsucht weit ins Land,
wo tausend Wege münden.

Ach! einen möchte ich schon geh'n,
»Nach Hause!« müßte drüber steh'n. –
O Herz, nun geh' ihn finden![140]

Ungebeten, da schwer zu ertragen, kommt die Sehnsucht wie die personifizierte Zwillingsschwester der (Sommer-)Nacht daher: Sie setzt sich hin zum lyrischen Ich, streichelt dessen Wange und zeigt mit der Fackel ins weite Land, »wo tausend Wege münden«. Mit ihrer Hilfe jedoch findet es in der melancholisch-»wunderlichen« Stimmung der Nacht genau jenen einen Weg, den sein Innerstes ihm weist: nämlich den nach Hause. Der biografische Hintergrund Jacobowskis mit einer nicht einfachen Jugend, gepaart mit dem Bestreben, als Jude zugleich auch als fest verwurzelter Deutscher anerkannt und damit in seinem Geburtsland »daheim« zu sein, spielt hier sicherlich eine wichtige Rolle.

Ist es in »Nach Hause« die von der Nacht heraufbeschworene Sehnsucht, so ist es in den folgenden Versen die Nacht selbst, die personifiziert wird. Sanft tröstend und mütterlich, jedoch zugleich hoheitsvoll, erinnert sie mit ihrer »seidenen Schleppe« an Nyx, die uralte Göttin der Nacht:

Trost der Nacht
Weiche Hände hat die Nacht
und sie reicht sie mir ins Bette;
fürchtend, daß ich Tränen hätte,
streicht sie meine Augen sacht.

Dann verläßt sie das Gemach;
rauschen hör' ich, sanft und seiden;
und den Dornenzweig der Leiden
zieht sie mit der Schleppe nach.[141]

»Jahrhundertwende« nennt man das Zeitfenster zwischen 1890 und 1914, als der Erste Weltkrieg ausbrach. Es ist von einer Vielzahl von Einflüssen geprägt, und man kann nicht nur im Hinblick auf die Literatur ohne Weiteres von einem Stilpluralismus sprechen. Endzeit- (Stichwort »Fin de Siècle«) und Aufbruchsstimmung bestehen nebeneinander, und man ist sich weitgehend einig in dem Wunsch, sich möglichst deutlich von allem Bürgerlichen abzuheben. Realistische verbinden sich mit symbolistischen Einflüssen aus Frankreich und fließen zusammen mit der Stilrichtung des Expressionismus ein in die folgenden, durch den Zweiten Weltkrieg und die Zeit danach geprägten Jahrzehnte der Moderne.

Richard Fedor Leopold Dehmel (1863–1920), der als einer der bedeutendsten Lyriker seiner Zeit galt, vermochte sich ganz dem Erlebten hinzugeben und es in seinen Gedichten festzuhalten. In seiner Nachtimpression mit dem bezeichnenden Titel »Himmelfahrt« stellt er die Dunkelheit mit einem Silberkranz geschmückt dar und fühlt sich in deren »erlösendem, mildem Glanz«, der alle Ängste von ihm abfallen lässt, in vormenschliche Urzeiten zurücksinken:

Schwebst du nieder aus den Weiten,
Nacht mit deinem Silberkranz?
Hebt in deine Ewigkeiten
mich des Dunkels milder Glanz?

Als ob Augen liebend winken:
alle Liebe sei enthüllt!
als ob Arme selig sinken:
alle Sehnsucht sei erfüllt –

strahlt ein Stern mir aus den Weiten,
alle Ängste fallen ab,
seligste Versunkenheiten,
strahlt und strahlt und will herab.

Und es treiben mich Gewalten
ihm entgegen, und er sinkt –
und ein Quellen, ein Entfalten
seines Scheines nimmt und bringt

und erlöst mich in die Zeiten,
da noch keine Menschen sahn,
wie durch Nächte Sterne gleiten,
wie den Seelen Rätsel nahn.[143]

Für Otto Julius Bierbaum (1865–1910), der auch unter den Pseudonymen Martin Möbius oder Simplicissimus in Erscheinung trat, war gerade die sternlose Nacht eine große heilende, ja »heilige Wesenheit«, die er als schwarz und wild, aber zugleich als gütig und erlösend besang. Bierbaum verfasste eine Reihe tief empfundener Nachtgedichte wie »Nachtgang«, »Oft in der stillen Nacht« oder »An die Nacht«:

Düfteschwüle, feuchteschwere,
Rauschende, raunende, sterneleere,
Schwarze, samtene Sommernacht!
Mein Herz lauscht an deines bange,
Nimm von mir, was mich so lange
Müde hat gemacht …[144]

So manchem Literaturkundigen gilt Rainer Maria Rilke (1875–1926) auch heute noch als »der Inbegriff poetischen Schaffens«, als eine Art personifizierter Dichtergenius, den man auch als wegweisenden Vertreter der literarischen Moderne bezeichnet. Verschiedenste Einflüsse prägen sein Werk, unter anderem impressionistische, symbolistische und nihilistische. Er empfand sich als aus der Dunkelheit geboren, die er liebte, wie es auch das im Folgenden zitierte Gedicht belegt.

Du Dunkelheit, aus der ich stamme,
ich liebe dich mehr als die Flamme,
welche die Welt begrenzt,
indem sie glänzt
für irgend einen Kreis,
aus dem heraus kein Wesen von ihr weiß.

Aber die Dunkelheit hält alles an sich:
Gestalten und Flammen, Tiere und mich,
wie sie's errafft,
Menschen und Mächte –

Und es kann sein: eine große Kraft
rührt sich in meiner Nachbarschaft.

Ich glaube an Nächte.[145]

In Rilkes Gedicht »Aufgang oder Untergang«, das den hellen Tag und die Dunkelheit der Nacht vergleichend miteinander in Beziehung setzt, heißt es:

Nenn ich dich Aufgang oder Untergang?
Denn manchmal bin ich vor dem Morgen bang
und greife scheu nach seiner Rosen Röte –
und ahne eine Angst in seiner Flöte
vor Tagen, welche liedlos sind und lang.

Aber die Abende sind mild und mein,
von meinem Schauen sind sie still beschienen;

in meinen Armen schlafen Wälder ein, –
und ich bin selbst das Klingen über ihnen,
und mit dem Dunkel in den Violinen
verwandt durch all mein Dunkelsein.[146]

Das lustvolle Sich-Hineinbegeben in den »Glanz der Nacht«, die vom »weißen Schatten« des Nachtgestirns beschienen ist und mit diesem verschmilzt zu einer »Welt, die monden ist«, schildert Rilke in den folgenden Versen:

Vergiß, vergiß, und laß uns jetzt nur dies
erleben, wie die Sterne durch geklärten
Nachthimmel dringen, wie der Mond die Gärten
voll übersteigt. Wir fühlten längst schon, wie's
spiegelnder wird im Dunkeln; wie ein Schein
entsteht, ein weißer Schatten in dem Glanz
der Dunkelheit. Nun aber laß uns ganz
hinübertreten in die Welt hinein
die monden ist.[147]

Humoristisch-groteske, von Sprachwitz, aber auch kritisch-hintergründigem Scharfsinn geprägte Verse verfasste Christian Morgenstern (1871–1914). »Es war einmal ein Lattenzaun,/mit Zwischenraum, hindurchzuschaun«,[148] heißt es da beispielsweise in einem seiner augenzwinkernden »Galgenlieder«, und auch die Nacht wird dort als Setting gern bemüht, man denke an das »*Mondschaf*«, die »Mitternachtsmaus« oder seinen nur aus einer Anordnung von Länge- und Kürzezeichen bestehenden »Fisches Nachtgesang«. Aber auch die ernste, tief empfindsame Seite des Dichters, die gerade in seinem Liebesgedicht »Es ist Nacht« zum Ausdruck kommt, verdient große Beachtung.

Besonders anschaulich werden diese gegensätzlichen künstlerischen Herangehensweisen des spielerisch-sprachschöpferischen Ansatzes auf der einen und jenes der innigen Gefühlstiefe auf der anderen Seite, wenn man zwei seiner Gedichte, die beide in nächtlicher Umgebung angesiedelt sind, aber unterschiedlicher nicht sein könnten, im unmittelbaren Zusammenhang betrachtet. Hier das erste:

Der Seufzer
Ein Seufzer lief Schlittschuh auf nächtlichem Eis
und träumte von Liebe und Freude.
Es war an dem Stadtwall, und schneeweiß
glänzten die Stadtwallgebäude.

Der Seufzer dacht' an ein Maidelein
und blieb erglühend stehen.
Da schmolz die Eisbahn unter ihm ein –
und er sank – und ward nimmer gesehen.[149]

Und das zweite:

Es ist Nacht
Es ist Nacht,
und mein Herz kommt zu dir,
hält's nicht aus,
hält's nicht aus mehr bei mir.

Legt sich dir auf die Brust,
wie ein Stein,
sinkt hinein.
zu dem deinen hinein.

Dort erst,
dort erst kommt es zur Ruh,
liegt am Grund
seines ewigen Du.[150]

Auch die Nacht in der Großstadt thematisiert Morgenstern. Er nimmt sie zum Anlass, dem Menschen die alles entscheidende und bis heute aktuell gebliebene Frage zu stellen, ob dieser, eingefangen vom lärmenden Leben des Alltags, sich seines ewigen naturhaften Selbst überhaupt noch bewusst sei oder ob er sich inzwischen nicht eher schon verloren habe:

Inmitten der großen Stadt

Sieh, nun ist Nacht!
Der Großstadt lautes Reich
durchwandert ungehört
der dunkle Fluss.
Sein stilles Antlitz
weiß um tausend Sterne.

Und deine S e e l e , Menschenkind?

Bist du nicht Spiel und Spiegel
irrer Funken,
die gestern wurden,
morgen zu vergehn, –
verlorst
In deiner kleinen Lust und Pein
Du nicht das Firmament,
darin du wohnst, –
hast du dich selber nicht
vergessen,
Mensch,
und weiß dein Antlitz noch
um Ewigkeit?[151]

Gefördert von Richard Dehmel wurde Gerrit Engelke (1890–1918), der die zunehmend technisierte entmenschlichende Arbeitswelt in der Großstadt als »laute Arbeitshölle« brandmarkte und daher als Arbeiterdichter gilt. Von erstaunlich friedvoller Empathie aber zeugt sein ausdrucksstarkes Gedicht »Nachtsegen«. Die Dunkelheit, die hier beschrieben wird, ist durchwegs positiv konnotiert und umhüllt, ja umstrahlt die »tagessatte Schweigestadt« fast wie in einer nächtlichen Idylle:

Herrlich ist die Nacht erblüht,
Von jedem Blinkstern sprüht
Ein Himmelstropfen –

Die dunkelschwere Schweigestadt
Schläft friedlich, tagessatt,
Unter Himmelstropfen –

Die ganze Stadt ist überregnet,
Vom Licht, das alle Schläfer segnet
Diese Nacht.[152]

Die Nacht als gefallener Engel

In seinem »Nachtlied« macht Georg Trakl (1887–1914) dagegen deutlich, dass die Nacht für ihn alles andere als idealistisch konnotiert ist, sondern eine geradezu gewaltige und zugleich erschreckende Kühle ausstrahlt, die des Schriftstellers meist dunkle pessimistische Weltsicht spiegelt:

Des Unbewegten Odem. Ein Tiergesicht
Erstarrt vor Bläue, ihrer Heiligkeit.
Gewaltig ist das Schweigen im Stein;

Die Maske eines nächtlichen Vogels. Sanfter Dreiklang
Verklingt in einem. Elai! dein Antlitz
Beugt sich sprachlos über bläuliche Wasser.

O! ihr stillen Spiegel der Wahrheit.
An des Einsamen elfenbeinerner Schläfe
Erscheint der Abglanz gefallener Engel.[153]

Trakl, der sich angesichts der Kriegsschrecken das Leben nahm, hat das menschenverachtende Grauen in eine expressive Bildersprache umgesetzt, um seine Trauer und Verzweiflung in Worte zu fassen. Hier geht es um die von »Feuerschlünden« und »Blutnebel« heraufbeschworene »Nacht in traurigen Gehirnen« (in Trakls Gedicht »Menschheit«), um die »innere Nacht« eben, die menschliches Denken und Fühlen mit Grauen ausfüllt und nur noch in sowohl äußerlich sichtbarer als auch innerlich empfundener Zerstörung enden kann:

Grodek

Am Abend tönen die herbstlichen Wälder
Von tödlichen Waffen, die goldnen Ebenen
Und blauen Seen, darüber die Sonne
Düster hinrollt; umfängt die Nacht
Sterbende Krieger, die wilde Klage
Ihrer zerbrochenen Münder.
Doch stille sammelt im Weidengrund
Rotes Gewölk, darin ein zürnender Gott wohnt
Das vergoßne Blut sich, mondne Kühle;
Alle Straßen münden in schwarze Verwesung.
Unter goldnem Gezweig der Nacht und Sternen
Es schwankt der Schwester Schatten durch den schweigenden
Hain,
Zu grüßen die Geister der Helden, die blutenden Häupter;

Und leise tönen im Rohr die dunklen Flöten des Herbstes.
O stolzere Trauer! ihr ehernen Altäre
Die heiße Flamme des Geistes nährt heute ein gewaltiger Schmerz,
Die ungebornen Enkel.[154]

Dieses in seinem expressiven »tödlichen Farbenspiel« so eindrucksvolle Kriegsnacht-Gedicht, in dem äußere Naturumgebung wie goldene Täler und blaue Seen mit schwarzer Verwesung und dem vergossenen Blut sterbender Soldaten kontrastiert werden, gilt manchem als »das gewaltigste abendländische Gedicht des [Ersten] Weltkrieges«.[154]

Schon drei Jahre *vor* Ausbruch des Ersten Weltkriegs schrieb Georg Heym – der wie Georg Trakl im Jahr 1897 geboren wurde und 1912 beim Versuch, einen Freund zu retten, starb – sein Gedicht »Der Krieg«, das als Entwurf vorliegt und im Folgenden auszugsweise zitiert ist. Erschreckend visionär beschrieb Heym darin in Anlehnung an die biblische Zerstörung von Sodom und Gomorrha die Grauen des bevorstehenden Massakers. Wie Trakl malte er ausdrucksstarke Wortbilder, indem er die Dunkelheit der Nacht gegen die tödlichen Flammen des Krieges sprachgewaltig absetzte. Aber nicht nur das: Die Nacht selbst mit ihren »finsteren Ebenen« und dem »toten Dunkel« scheint all ihrer Macht beraubt – gespenstisch muten die Metaphern des fliehenden Tages und der angesichts des unaufhaltsamen Feuers verdorrenden Nacht an, deren Begleiter, der Mond, vom schwarzen Kriegsdämon mit der bloßen Hand zerquetscht wird:

Aufgestanden ist er, welcher lange schlief,
Aufgestanden unten aus Gewölben tief.
In der Dämmrung steht er, groß und unerkannt,
Und den Mond zerdrückt er in der schwarzen Hand.
…
In die Nacht er jagt das Feuer querfeldein
Einen roten Hund mit wilder Mäuler Schrein.

Aus dem Dunkel springt der Nächte schwarze Welt,
Von Vulkanen furchtbar ist ihr Rand erhellt.

Und mit tausend roten Zipfelmützen weit
Sind die finstren Ebnen flackend überstreut,
Und was unten auf der Straße wimmelt hin und her,
Fegt er in die Feuerhaufen, daß die Flamme brenne mehr.
…
Eine große Stadt versank in gelbem Rauch,
Warf sich lautlos in des Abgrunds Bauch.
Aber riesig über glühnden Trümmern steht
Der in wilde Himmel dreimal seine Fackel dreht.

Über sturmzerfetzter Wolken Widerschein,
In des toten Dunkels kalte Wüstenein,
Daß er mit dem Brande weit die Nacht verdorr,
Pech und Feuer träufet unten auf Gomorrh.[156]

Erich Mühsam (1878–1934) war ein Pazifist und unbeugsamer Mahner jüdischer Abstammung, der mit Protestaktionen gegen Unterdrückung aller Art, Hunger und Verelendung, kurz für Freiheit für jedermann sowie grenzenlosen Völkerfrieden stand und immer wieder zum Zusammenhalt und Durchhalten fortschrittlicher Kräfte aufrief.

Mühsam wurde wiederholt festgenommen und von der SS schließlich in Gefangenschaft ermordet. In seinen Gedichten werden frühe Todesahnungen evident. »Die Pflicht« beginnt mit den bezeichnenden Worten: »Jüngst war der Tod bei mir zu Gast …« In den folgenden Reimen hat Mühsam diese innerseelischen »Schatten der Nacht« mit der äußeren Schwärze der »drohend fauchenden See« eindrucksvoll zueinander in Beziehung gesetzt:

Hinter den Häusern heult ein Hund.
Denn die Schatten der Nacht sind bleich und lang;

und des Meeres Herz ist vom Weinen wund, –
und der Mond wühlt lüstern im Tang.

Durch Morgennebel streicht hastig ein Boot,
die Segel schwarz, wie vom Tod geküßt.
Die Flut faucht salzig näher und droht …
Bang knarrt der Seele morsches Gerüst.[157]

Vielleicht noch eine Spur düsterer fällt »Du gingst mit mir« aus. Hier
verlieren neben dem Mond auch die Sterne als ständige Begleiter des
Nachthimmels ihren Glanz und damit jedweden Zauber. Im Gegenteil, ihr »krankes Leuchten« kann die Angst vor allem Kommenden
nicht mehr besänftigen:

Du gingst mit mir. Der niedre Himmel drohte
und kroch geduckt von allen Seiten näher.
Am Wege lag ein Felsenhund, ein Späher
mit plattem Bauch und vorgeschobener Pfote.
Entglänzte Sterne stierten feucht und faul
und husteten aus alterssiecher Lunge.
Krankleuchtend aus zerfetztem Wolkenmaul
hing gelb der Mond, des Himmels geile Zunge …

Du gingst mit mir. Fern gurgelte das Meer.
Dem Saum der Welt entglitten Feuerzeichen.
Wir fühlten feucht die Nachtluft uns umschleichen
und stapften vor der Angst des Lebens her,
auf unsern letzten Daseinsmut bedacht,
daß er das bleiche Graun des Spuks besiegte. –
Doch vor uns düsterte ein Baum zur Nacht,
der sehr bedenklich seine Wipfel wiegte.[158]

Die folgenden auszugsweise zitierten Verse mit dem Titel »Manifest des Menschen« stammen von dem Schriftsteller Jurij Galanskow, einem sowjetischen Dissidenten, der 1939 geboren wurde, lange Jahre in Haft verbringen musste und 1972 schließlich in einem russischen Straflager starb. Auch in deutscher Übersetzung prangern diese »in nächtlicher Stille« entstandenen Zeilen Krieg und politische Unterdrückung, »die getretene und gekreuzigte/Schönheit des Menschen« so verzweifelt und beeindruckend an, dass man ihnen eine nationenübergreifende leidvolle Allgemeingültigkeit zusprechen muss:

Wieder und wieder
packt mich in nächtlicher Stille ein Weinen.
Denn nicht einmal den Saum der Seele
kann man verschenken.
...
Himmel!
Lasse mich leuchten.
Lasse mich nachts
auf das schwarze Samtkleid
ausschütten die Diamanten der Seele.

Glaubt nicht den Führern und Ministern,
Glaubt nicht den Zeitungen!
...
Sehr ihr die große Bombe
und den Blick des Todes aus den offenen Gräbern?
Steht auf!
Steht auf!
Steht auf!
O Purpurblut des Aufstands!
Steht auf und reißt die morschen Zuchthausmauern
dieses Staates ein!

Wo sind sie –
die den Kanonen an die Gurgel fahren,
die mit dem heiligen Messer der Rebellion
die Geschwüre des Krieges herausreißen?
Wo sind sie?
Wo sind sie?
Wo sind sie?
Oder gibt es sie nicht mehr? –
Dort an den Werkbänken stehen ihre Schatten
angekettet mit einer Handvoll klingender Münzen.

Der Mensch ist verloren gegangen.
Unwichtig wie eine Fliege
…
Menschen! Tröstet mich nicht!
In eurer Hölle kann ich nicht atmen!
…
Sieh nur,
wie abends die Dunkelheit
am blutbesprengten Banner nagt …
Furchtbares Leben –
wie ein Gefängnis, auf Knochen getürmt.
Ich falle!
Ich falle! …
und fühle wie in meinem Innern tief
der Mensch erblüht.
…
Aber plötzlich –
wie das Grollen eines Gewitters
…
aufersteht
die getretene und gekreuzigte
Schönheit des Menschen.[159]

Die unsäglichen Grauen des Dreißigjährigen wie auch des Ersten und Zweiten Weltkriegs mit den dahinterstehenden autoritären menschenverachtenden Regimen haben in der europäischen Literaturwelt ihre unauslöschlichen Spuren hinterlassen. Die Nacht wurde zur dunklen Metapher apokalyptischer Schlachtfelder.

Doch soll die unrühmliche Tatsache nicht verschwiegen werden, dass es daneben durchaus auch propagandistisch-kriegstreiberische Verse gab, denen wir hier aber kein Forum bieten wollen. Selbst ein Rainer Maria Rilke konnte sich zu Beginn des Ersten Weltkriegs der ausbrechenden Kriegseuphorie nicht ganz entziehen, distanzierte sich aber sehr bald klar davon.

Der österreichische Dichter Wilhelm Szabo (1901–1986), der sich gegen jede nationalsozialistische Volkstümelei und Vereinnahmung sperrte und dadurch zeitweise seinen Lehrerberuf nicht mehr ausüben durfte, schrieb folgende Verse, die in seinem Gedichtband *Im Dunkel der Dörfer* erschienen sind:

Erinnerung an eine Kammer
Kein Spiegel zierte die Mauer.
Kein Kasten verschloß mein Gewand.
Draußen mähte der Bauer.
Draußen lag unwirsch das Land.

Nächtens, beim Glimmen der Kerze,
hielt ich zu wachen nicht ein,
ob auch die schreckhafte Schwärze
spähte zum Fenster herein.

Wälder rauschten. Es schlugen
die Uhren vergessene Zeit.
Durch alle Spalten und Fugen
sickerte Einsamkeit.[160]

Einsamkeit bedeutete für Szabo immer auch Eigenständigkeit – das Sich-nicht-gemein-Machen mit einer Welt aus Anschauungen, die man im Grunde nicht teilen kann. Es geht darum, nicht um jeden Preis dazugehören zu wollen, sei es zum weiteren oder auch näheren gesellschaftlichen Umfeld. Dies bedeutet in der Konsequenz, sich vom Draußen abgrenzen zu können, also auch in der Schwärze der Nacht, wie sie das Gedicht »Erinnerung an eine Kammer« beschreibt, wachsam zu sein, um die eigene Seele nicht zu verkaufen und sich im Endeffekt selbst treu bleiben zu können. Es gilt, Distanz zu wahren von allen populistischen kleingeistigen Tendenzen und zu erkennen, dass man der Gefahr, sich vereinnahmen zu lassen, manchmal schneller zu erliegen droht als vorausgesehen. Und genau diese mahnende Einsicht, um die das folgende auszugsweise zitierte Gedicht kreist, gewähren die Stunden der Dunkelheit zwischen Mitternacht und Morgengrauen:

Dorfseele
Ach, meine Seele wird ein Dorf,
feindselig, heuchlerisch,
und kehrt betrunken täglich heim
nach Mitternacht vom Bauerntisch …

Zerstör das Haus, zerbrich den Gurt
der Haine und entwisch!
Denn deine Seele wird ein Dorf,
heimtückisch, prahlerisch.

Du suchst dein Bett und greifest Torf.
Schon graut der Tag. Schlaf ein, verlisch!
Ja, deine Seele wird ein Dorf,
verkommen, lügnerisch.

Mein Traum ist wirres Strauchgestrüpp,
mein Schlaf zerrissen und behext.
Denn meine Seele wird ein Dorf,
das Moor und Dorn verwächst.[161]

Davon, dass Wilhelm Szabos Werke stark mit dem Thema Dunkelheit verwoben sind, zeugen neben dem bereits erwähnten »Im Dunkel der Dörfer« Titel wie »Landnacht«, »Lob des Dunkels« oder »Und schwärzer schatten die Wälder«.

Von ihm stammen vier einfache Sätze, die knapp und präzise den Hell-Dunkel-Kontrast von Tag und Nacht poetisch auf den Punkt bringen:

Laut ist die Helle.
Der Dämmer naht leis.
Das Dunkel rettet.
Die Helle gibt preis.[162]

Zwar gibt es auch aus dem 20./21. Jahrhundert Gedichte, die Stimmungen der Natur, verbunden mit der Dunkelheit des Abends oder der Nacht, aufnehmen und mit durchlebten Emotionen poetisch verbinden, doch stellt sich die Nacht in den allermeisten Fällen als endgültig entzaubert dar. Unterkühlung in Ton und Aussage, distanziert-skeptische Sachlichkeit sowie resignierende oder gesellschaftskritische Betrachtungsweisen markieren einen klaren Bruch mit alten Traditionen und treten an die Stelle einer vormals wesentlich bedingungsloseren inhaltlichen Hingabe, der das Bestreben zugrunde lag, Inspiration und Anleitung in der Natur und ihren ewigen Abläufen wie Tag und Nacht zu finden.

Erschütterung, Entbehrung und unermessliches Leid sind Erfahrungen, die auch in den Nachkriegszeiten erst einmal literarisch verarbeitet werden müssen, die aber nicht nur Resignation, sondern auch Überlebenswillen und Selbstbehauptung hervorrufen können und in diesem Sinne eine Art lyrische Überlebenshilfe anbieten.

Unter dem Pseudonym Peter Gan (1894–1974) zelebrierte der Schriftsteller und Verlagslektor Richard Möring diesen Gedanken des durchaus hoffnungsvollen Dennoch in seinem »Lied«, das die Furcht vor allem Erlittenen oder Unwägbaren, welches das Dunkel der Nacht als Metapher für das Leben schlechthin, bereithält, überwinden und auflösen kann. Obwohl die Nacht selbst hier eng mit Angst assoziiert ist, lichten sich die »grauen Nebel« und lassen den »Sternfreund« erkennen, dass in der wiedergefundenen Einheit von Sinn und Sinnen das Lebensschiff eben doch nicht »kentern« muss.

Das Lied
Seltsam, ich singe und bin
sicher: mein Singen hat Sinn.
Sinne ich's aber genau,
wird alles Nebel und grau.

Alles verständige Wort,
flügelt ins Vage sich fort,
und der bestimmte Begriff
kentert: ein sinkendes Schiff.

Warum sing' ich? »Du sangst«,
antwortet Angst mir, »aus Angst,
Angst hat dich, Angst vor der Nacht,
Nachtigall, singen gemacht.«

Sternfreund, und hörst du mein Lied?
Alles Befremdliche flieht.
Sinne geben und Sinn
selig einander sich hin.[163]

Zeitgenössische Nachtlyrik

Das Thema »Nachtgedichte« abschließen sollen die folgenden drei »Kostproben« – zwei Gedichte und ein Songtext –, um ganz verschiedene aktuellere Herangehensweisen an die Nacht beispielhaft zu illustrieren. Denn auch aus unserer Zeit gibt es noch immer Verse, die der sonnenabgewandten Seite des Tages und deren ganz besonderer, ureigener, im Positiven wie im Negativen wirkenden seelischen Evozierkraft literarische Zuwendung oder Verehrung zollen.

Weise, weich, zärtlich und geheimnisvoll – das sind die Attribute, mit denen etwa der deutsche Diskjockey, Werbetexter und Lyriker Hans-Christoph Neuert (1958–2011) die Dunkelheit charakterisiert. Ihm fiel zum Thema »Abend« beziehungsweise »Nacht« zum Beispiel der folgende friedvolle Neunzeiler ein:

Abends
Die Sterne lächeln
weise

der Mond
wirft weiches Licht

Wind streichelt dich
ruhig und zärtlich

die Nacht ist bereit –
Geheimnis
zu werden[164]

Dagegen stehen bei Nico Szaba (geboren 1970) in seinem Gedicht »Es ist Nacht« Finsternis, Fremdheit und Furcht im Mittelpunkt. Statt eines nächtlichen Himmels voller Sternenlicht muss die lyrische Ichperson mit dem trüben Schein einer Straßenlaterne vorliebnehmen. Und anstelle von Glück geht es in diesen Nachtversen, die aus Szabas *Rot-schwarzem Buch* stammen, nur noch um einen flüchtigen Moment des »Glück gehabt«:

Es ist Nacht
Die Finsternis droht
mich zu verschlingen

Ich eile
durch die dunklen Gassen
und verharre
für einen Augenblick
unter dem fahlen
Licht einer Straßenlaterne.

Plötzlich
Schritte.
Hastig

bücke ich mich
um mir die Schuhe zu binden.

Welch ein Glück, daß der Fremde nicht
die Reißverschlüsse an meinen Stiefeln
bemerkt hat.[165]

Der Kreis schließt sich mit einem zeitgenössischen »Liebes(leid)lied« von Bakkushan, einer deutschen Rockband:

Nur die Nacht
Was für ein trauriger Moment
Du sagst mir nur, wir sollten uns nicht mehr sehen
Ich war mir sicher, das mit uns ist so perfekt,
Es kann nur gut ausgehen

Zeit heilt, was sie kann, doch nichts für immer

Und mir bleibt nur die Nacht, nur die Nacht
Und traurige Lieder
Du fehlst mir
Nichts ist, wie es war
Und man sagt: »Es wird schon wieder«
Doch das stimmt nicht
Nichts wird, wie es war

Ein falsches Wort, mein falscher Stolz
Dein letztes Bild verblasst im Tageslicht
Man sagt, zur Mitte jeder Nacht beginnt ein neuer Tag
Doch nicht für mich

Zeit heilt, was sie kann, doch nichts für immer

Und mir bleibt nur die Nacht, nur die Nacht
Und traurige Lieder
Du fehlst mir
Nichts ist, wie es war

Und man sagt: »Es wird schon wieder«
Doch es stimmt nicht
nichts wird, wie es war ...[166]

Ja, nichts wird, wie es war. Das kann und soll es aber auch gar nicht. Zwar hat der legendäre Bertolt Brecht (1898–1956) in »Schlechte Zeiten für Lyrik«, einem Gedicht, das Adolf Hitler und die nationalsozialistische Diktatur sowie des Schriftstellers damit verbundenes Exilleben anprangert, erklärt:

In meinem Lied ein Reim
Käme mir fast vor wie Übermut.

In mir streiten sich
Die Begeisterung über den blühenden Apfelbaum
Und das Entsetzen über die Reden des Anstreichers.
Aber nur das zweite
Drängt mich zum Schreibtisch.[167]

Und es ist ja tatsächlich so, dass das Gedicht angesichts des in den Nachkriegsjahren immer populärer werdenden kommentierenden Sachbuchs sowie publikumswirksamer Romane, Comics und anderer Literaturformen in den Hintergrund, wenn nicht ins völlige Abseits gedrängt wurde. Das heißt aber nicht, dass es in dieser Nische für immer verbleiben muss. Fortbestehen werden Gedichte wie etwa die meisten hier zitierten, die die allabendlich wiederkehrende große Dunkelheit der Nacht ins Zentrum stellen, wohl allemal. Sie hervorzuholen, in einer ruhigen Minute (vielleicht laut) zu lesen, sie nachzuempfinden oder sich gar in sie hineinzuversenken kann zu inspirierenden Erkenntnissen führen und eine Wohltat sein für unseren heute oft so naturfernen, fremdgesteuerten Geist. Nehmen wir wieder Anteil an den besonderen Gedanken und Gefühlen, die gerade die geheimnisvolle Nacht über die Jahrhunderte hinweg in uns Menschen hervorgebracht hat – und weiterhin hervorbringen kann!

Nachtmusik und Nachtmalerei: »Lichtblicke nach Noten«

Serenaden und mehr

Das Musikstück mit dem schönen Namen »Serenade«, das seit dem 17. Jahrhundert nachweisbar ist, war zunächst primär Unterhaltungsmusik, die abends mit Einbruch der Dunkelheit oder auch später aufgeführt wurde. (Der Begriff stammt vom italienischen *sereno* für »heiter«, *al sereno* für »unter heiterem Himmel, im Freien«; auch *sera* für »Abend«.) Doch die Serenade entwickelte sich vom oft im Freien präsentierten, der Zerstreuung dienenden Ständchen für Blasinstrumente zum anspruchsvollen Orchestralstück.

Wolfgang Amadeus Mozart (1756–1791) etwa versah seine berühmte Serenade Nummer 13 für Streicher in G-Dur (KV 525) mit einem deutschen Namen: Seine »Kleine Nachtmusik« dürfte mittlerweile das weithin bekannteste Werk des Komponisten sein, zieht man in Betracht, dass die eingängige Melodie heutzutage sogar Werbung und Videospiele untermalt. Und in seiner »Zauberflöte« mit der großen Paraderolle der »Königin der Nacht«, die hier als dunkle »Rachegöttin« dargestellt wird, lauten die ersten Zeilen ihrer Arie bezeichnenderweise: »Der Hölle Rache kocht in meinem Herzen, Tod und Verzweiflung flammet um mich her.«[168]

Zumindest *ein* weiterer Komponist darf in diesem Zusammenhang nicht fehlen: Franz Schubert (1797–1828). Wenn ein bekannter Stargeiger dessen Serenade »Leise flehen meine Lieder« auf seinem Instrument intoniert, dann werden die Zuhörer, egal welchen Alters, schließlich heute noch ergriffen – und das sogar im Fernsehstudio (wie in der NDR-Sendung »Tietjen & Hirschhausen« vom 18. Dezember 2009 geschehen).[169]

Aber auch so bekannte Musikschaffende wie Ludwig van Beethoven, Joseph Haydn, Johannes Brahms, Max Bruch, Pjotr Iljitsch Tschaikowski, Antonín Dvořák und nicht zu vergessen Robert Fuchs sowie andere mehr haben sich der Kunstform der Serenade angenommen.

Die Begriffe »Serenade« und »Nocturne« (französisch) oder »Notturno« (italienisch), was so viel wie »nächtliches Musikstück« heißt, können nicht ganz klar voneinander abgesetzt werden. Als »Erfinder« der letztgenannten Musikform gilt der Komponist John Field (1782–1837), dessen ruhige melodische Klavierstücke dann den großen Frédéric Chopin (1810–1849) zu seinen weltbekannten »21 Nocturnes« inspirierten. Beeinflusst wurden eine ganze Reihe weiterer weltberühmter Künstler wie Franz Liszt (1811–1886), Claude Debussy (1862–1918) oder auch Sergei Rachmaninow (1873–1943) mit seinen drei Nocturnes für Klavier, die er bereits mit Mitte zwanzig komponierte.

Nicht nur Musikliebhaber kennen zudem die sogenannte »Mondscheinsonate«, die Klaviersonate Nummer 14, Opus 27, Nummer 2 von Ludwig van Beethoven (1770–1827). Gerade der erste Satz vermag es, den Klang der Nacht in besonderer Weise einzufangen. Dabei stammt der populäre Name »Mondscheinsonate« nicht einmal von Beethoven selbst, der diese Komposition schlicht »Sonata quasi una Fantasia« nannte. Die treffende Bezeichnung »Mondscheinsonate« geht wahrscheinlich auf eine interpretierende Skizze des Musikkritikers Ludwig Rellstab (1799–1860) aus dem Jahr 1823 zurück, in der es heißt:

»*Keiner falschen Quinte wäre ich werth, wenn ich das Adagio aus der Phantasie in cis-Moll vergessen hätte. Der See ruht in dämmerndem Mondenschimmer, dumpf stößt die Welle an das dunkle Ufer. Düstre Waldberge steigen auf und schließen die heilige Gegend von der Welt ab, Schwäne ziehn mit flüsterndem Rau-*

schen wie Geister durch die Fluth und eine ... Harfe tönt Klagen
sehnsüchtiger einsamer Liebe geheimnisvoll von jener Ruine her-
ab – Still, gute Nacht!«[170]

Gemalte Momentaufnahmen

Wie in der Musik, ob Klassik oder zeitgenössischer Rock und Pop, so
gibt es auch in der Malerei zahlreiche Beispiele dafür, wie die besondere Aura der Nacht Künstler über die Jahrhunderte hinweg zu her-
ausragenden Werken angeregt hat. Die im Folgenden vorgestellte
Auswahl kann die für viele wohl ungeahnte Tiefe dieses Pools kaum
ausloten, aber vielleicht dazu beitragen, sich eines ungemein reichen
illustren Erbes wieder bewusster zu werden.

Um Dunkelheit angemessen sichtbar zu machen, ist man in der
bildgebenden Kunst natürlich angewiesen auf den geschickten und
experimentiererischen Einsatz von Lichtquellen: »*Die Nacht bringt
die rätselhafte Natur des Menschen zum Vorschein. Sie überhöht die
expressive Wirkung, sie macht die Ängste plastisch – sie erlaubt den
[malenden] Künstlern, auch ganz eigenwillige Lichtspiele und Licht-
kompositionen zu inszenieren.*«[171] Sie löst aber auch in vielen Gemälden Ängste aus, möchte man hinzusetzen.

Peter Paul Rubens' (1577–1640) »Nachtszene« etwa zeigt – ähnlich wie auf seinem Gemälde »Die Alte mit dem Kohlenbecken« –
eine betagte Frau mit einem Kind in einem ganz und gar friedvoll-in-
timen Moment. Schützend hält die Alte ihre Hand über eine Kerze,
die beider Gesichter von unten beleuchtet. Sie gibt damit im übertra-
genen Sinne das Lebenslicht heiter-gelassen und wie selbstverständlich an die jüngere Generation, die schon in Gestalt des Kindes die
noch nicht angezündete Lebenskerze in der behütenden Atmosphäre
der Nacht bereithält.

Der etwa ein Jahrhundert vor Rubens geborene Albrecht Altdorfer
(um 1480–1538) war ein Schüler Albrecht Dürers (1471–1528) und

hat sich besonders um die Landschaftsmalerei verdient gemacht. Historische und christliche Motive stehen bei ihm im Vordergrund. Die Dunkelheit in seinem Gemälde »Heilige Nacht« etwa hat durch das Licht der Geburt Christi, das alles überstrahlt, jeden Schrecken verloren.

Dagegen zeichnet sein niederländischer Zeitgenosse Hieronymus Bosch (1450–1516) in seinen Werken ein ganz anderes, nämlich ziemlich verstörendes Nachtbild. Dieser in seiner Kunst genialische Apokalyptiker setzt mit Horrorvisionen gesellschaftskritische moralische Appelle gegen Geißeln seiner Zeit wie Dünkel, Geiz, Wollust, Völlerei, indem er wahrlich dämonische Strafszenarien wie im »Jüngsten Gericht« entwirft. Auch die »Rast am Höllenfluss« zeigt eine erschreckende, von lodernden Flammen beleuchtete und von Nacktheit und Monstern bevölkerte Finsternis. Des Malers »Flug zum Himmel« durch die Schwärze der Nacht mutet in der Ähnlichkeit mit einer – wie wir heute sagen – Nahtoderfahrung fast schon modern an.

Einer der ersten Künstler, die eine besondere Lichtregie führten, welche das Dunkel auf ästhetisch besondere Weise sichtbar gemacht hat, war Michelangelo Merisi da Caravaggio (1571–1610), nach seinem Geburtsort meist kurz »Caravaggio« genannt. Er »erfand« die Methode des *chiaroscuro* – zu Deutsch »Hell-Dunkel-Malerei« – und gilt dementsprechend zusammen mit Annibale Caracci (1560–1609) als einer der Begründer und ganz Großen der frühen römischen Barockmalerei. Ihm kam es gar nicht darauf an, ob die imaginären Lichtquellen realistisch nachvollziehbar waren, allein der Effekt war das Ziel. Alles erscheint in diesem Hell-Dunkel-Kontrast ungewohnt lebendig, fast wie aus dem Leben gegriffen. Man denke an seinen »Lautenspieler«, »Die Berufung des heiligen Matthäus« oder »Das Abendmahl in Emmaus«, das eine Momentaufnahme der Wiedererkennung des auferstandenen Jesus durch seine verblüfften Jünger festhält. Auch hier wird es erst durch das umgebende, mit der Nacht korrespondierende Dunkel möglich, intime, ganz persönliche Momente bildlich für den Betrachter nachvollziehbar zu machen.

Aus Frankreich stammt der im 20. Jahrhundert erst so richtig wiederentdeckte Barockmaler Georges de la Tour (1593–1652). Seine von Kerzenschein beleuchteten, oft biblischen Nachtszenen wie etwa »Der Engel erscheint dem heiligen Joseph im Traum« zeugen von Stille, tiefer nächtlicher Versunkenheit, aber auch vom Wissen um Vergänglichkeit. Das kommt besonders deutlich in dem Bildnis »Maria Magdalena mit der Öllampe« oder »Büßende Magdalena 2« zum Ausdruck, auf dem eine zeitlos modern wirkende attraktive junge Frau, einen Totenschädel auf dem Schoß, ernst und sinnend in die vor ihr auf dem Tisch flackernde Flamme schaut – eine nächtlich-meditative Momentaufnahme, in der sich verhaltene Erotik mit tiefer Nachdenklichkeit paart.

Das 17. Jahrhundert ist natürlich auch die Zeit des großen Rembrandt van Rijn (1606–1669), der weltberühmt ist für seine begnadete Art, Licht und Dunkelheit so zu kontrastieren, dass sie erst gemeinsam das jeweilige Bildmotiv erschaffen können. Es ist der nächtliche Hintergrund, der die abgebildeten Figuren hervortreten lässt, wodurch sie geradezu von innen heraus zu strahlen scheinen, etwa in den Gemälden »Die Nachtwache« oder »Anbetung der Hirten«. Allein die konzentrierte Kraft der nächtlichen Aura macht es möglich, dramatisch-hochemotionale Momente wie in »Abrahams Opfer« zu kreieren oder auch sehr persönlich-intime Augenblicke, an denen uns Gemälde wie das der »Jungen Frau mit Ohrring« teilhaben lassen.

Die mit dieser Zeit ebenfalls verbundene, damals beliebte sogenannte Mondscheinmalerei der holländischen Schule wäre kaum denkbar ohne einen Aert van der Neer (1603–1677), der gerade für seine mondbeleuchteten Nachtnaturszenen berühmt ist, etwa »Flusslandschaft im Mondschein«.

Auch der zwischen Aufklärung und Romantik stehende, von der Strömung des Sturm und Drang beeinflusste Schweizer Maler Caspar Wolf (1735–1783) reiht sich ein in die Landschaftsmalerei. Seine Domäne war jedoch passend zu des Künstlers Heimat das Hochgebirge mit seinen Gletschern, Schluchten und Wasserfällen. Dramatisch aufgeladene Dunkelheit umweht zum Beispiel das von ihm geschaffene Gemälde »Gewitter und Blitzschlag am unteren Grindelwald-Gletscher«.

Sein Landsmann Johann Heinrich Füssli (1741–1825), in England »The Wild Swiss« genannt, bannte Ende des 18. Jahrhunderts den »Nachtmahr«, das Lust und Leiden verkörpernde Sinnbild der »Schwarzen Romantik«, auf die Leinwand.

Wenn es jedoch *einen* deutschen Maler gibt, der in der öffentlichen Wahrnehmung in ganz besonderer Weise mit der Stilrichtung der Romantik identifiziert wird, dann ist das Caspar David Friedrich (1774–1840). Schließlich hat er eine ganze Reihe wirkungsästhetisch einzigartiger, die romantische Nacht inszenierende Gemälde gestaltet. Diese von fast abgewandter Stille, Distanziertheit und Melancholie geprägten Bilder scheinen, anstatt eine bestimmte Deutung vorzugeben, jeden einzelnen Betrachter zu eigenem Überdenken anregen zu wollen. Genannt seien »Zwei Männer in Betrachtung des Mondes«, »Mondaufgang am Meer«, aber auch »Frau vor der untergehenden Sonne« und natürlich die Greifswald-Bilder wie »Nachtstück für Greifswald« oder »Greifswald im Mondschein«.

Wie Caspar David Friedrich Wahl-Dresdner und sogar wohnhaft im selben Haus am Elbufer war der Norweger Johann Christian Clausen Dahl (1788–1857). Auch auf seinen von genauer Naturbeobachtung zeugenden Bildern spiegelt sich unter lebhaft-düsteren Wolkenformationen Mondenschein, etwa auf gekräuselter Flussoberfläche. Sein Gesamtwerk zeugt davon, dass er keineswegs nur *einen* »Blick auf Dresden bei Vollmondschein« warf.

Ebenfalls bekannt mit Caspar David Friedrich und auch mit Johann Wolfgang von Goethe war der Arzt und Maler Carl Gustav Carus (1789–1869), der in seinen Werken romantische Naturerfahrung mit klassischem Schönheitsideal verband. Neben Landschaftsmalereien wie der finsteren, dabei aber von diffusem Mondlicht beschienenen »Winterlandschaft mit verfallenem Tor«, den »Dreisteinen im

Riesengebirge«, der »Mondnacht bei Rügen« oder der nächtlichen »Heimkehr der Mönche ins Kloster« malte auch er die Stadt Dresden aus verschiedenen Perspektiven. Sein »Blick auf Dresden mit Mondsichel« fällt auf die Frauenkirche unter dunkel bedecktem Himmel, der die nächtliche Mondsichel kaum preisgibt.

Im selben Jahr geboren wie Caspar David Friedrich wurde Georg Johann Primavesi (1774–1855), ein deutscher Theater- und Landschaftsmaler, der sich mit Bildern wie »Der Abend« oder »Die Nacht« ebenfalls der dunklen Seite des Tages widmete. Ähnlich seiner »Nächtlichen Flusslandschaft« erkennt Primavesi die spezielle Ausstrahlung und Eigenart der Nacht am deutlichsten wiedergegeben und nachempfunden in mondbeschienenen Wasserflächen, umgeben von nächtlich-geheimnisvollen Waldlandschaften.

Demgegenüber fing der belgische Maler und Radierer Petrus van Schendel (1806–1870) vor allem zahlreiche nächtliche Impressionen im Umfeld belebter Marktplätze ein. So malte er immer wieder die besondere Anmutung von Kerzenlicht beschienener Gemüse-, Obst- und Fischstände mit ihren die ausgelegten Waren feilbietenden schönen Händlerinnen samt Kundschaft. Diese und andere in der Dunkelheit angesiedelte Szenen bereichern des Malers nächtlich geprägtes Repertoire; nicht zu vergessen seine in wolkenverhangenes Mondlicht getauchten Landschaften.

In diesem Zusammenhang unbedingt erwähnenswert ist die sich ebenfalls unter bewegtem nächtlichen Gewölk ausbreitende, beinah gespenstisch anmutende »Winterlandschaft« von Richard August Zimmermann (1820–1875), würde nicht in dem »malerisch« eingefangenen Moment die Wolkendecke gerade aufreißen und der Mond sich als ewiger Begleiter der Nacht für einen kurzen Moment seine Bahn brechen...

Neue Malmethoden machen Furore

Um das Jahr 1860 herum entstand in der europäischen Malerei von Frankreich ausgehend die Stilrichtung des Impressionismus. Anders als in der bis dahin vorherrschenden Ateliermalerei entwickelte sich eine ganz neue Art, Bilder farblich und kompositorisch zu gestalten. Es ging den Künstlern um die atmosphärische Wiedergabe ihrer eigenen Erfahrungen von Realität und deren bis dahin ungewohnten und damit auch zunächst gewöhnungsbedürftigen Ausdruck in Formen und Farben. Die neuartige Malweise machte es möglich, Farbkleckse wie ein Mosaik nebeneinanderzusetzen, was dann erst aus einiger Entfernung betrachtet seine intensive Wirkung entfaltete. Und das betrifft natürlich auch die Darstellung der Nacht.

Wie unkonventionell anders diese getupfte Malmethode auf den Betrachter wirkt, zeigt zum Beispiel Camille Pissarros (1830–1903) »Boulevard Montmartre bei Nacht«. Menschen, Häuserblocks, Schaufenster, Straßenlaternen, ja die ganze breite Straße verschwimmen unter dunkelblauem Nachthimmel zu einer diffusen, jeder Individualität beraubten, aber in ihrer farblichen Stimmigkeit faszinierenden Einheit:

> »Schon in Camille Pissarros ›Boulevard Montmartre bei Nacht‹ zeigt sich vieles von dem, was spätere Künstler herausstellen sollten: die Pracht, der eitle Schimmer und die bodenlose Leere der nächtlichen Großstadt, aber auch ihre Einsamkeit und subtile Schönheit. Die Nacht bringt ein anderes, das zweite Gesicht der Stadt zum Vorschein – und die grelle Schminke aus bunten Lichtern kann nicht verbergen, welche Müdigkeit und Trauer in ihrem nächtlichen Ausdruck liegt. Am Himmel allerdings – und auch das zeigt Pissarros Gemälde – wird das schmutzige, chaotische Durcheinander der Lichter zu einem reinen, milden Schein, der über dem ganzen fragwürdigen Spektakel der nächtlichen Großstadt liegt wie ein Segen.«[172]

Der Niederländer Vincent van Gogh (1853–1890), auch als Begründer der modernen Malerei gerühmt, wird noch dem Impressionismus zugerechnet, läutet aber mit seinen Werken zugleich aufgrund seiner ganz eigenen formalen Gestaltung sowie der ausdrucksstarken Farbwahl den Expressionismus ein. Die subjektive Empfindung rückt nun kompromisslos in den Mittelpunkt, was sich auf einen Blick in markanten Formen sowie einer Reduktion des Motivs auf das vom jeweiligen Künstler als wesentlich Empfundene niederschlägt.

Sinnsuche sowie die Sehnsucht nach Unendlichkeit und Erfüllung spiegeln sich in den folgenden Worten des großen van Gogh über die Nacht wider. Dem Maler Émile Bernard (1868–1941) gegenüber erwähnte er: »Wann werde ich endlich diesen Sternenhimmel machen, an den ich immer denken muss?« Und seiner Schwester schrieb er: »Es will mir oft scheinen, dass die Nacht noch farbiger ist als der Tag.«[173]

Er setzte ihn um, diesen Sternenhimmel – und das gleich mehrfach. Fast besessen scheint er von dieser selbst gestellten Aufgabe gewesen zu sein. Herausgehoben seien die »Sternennacht« von 1889 mit dem in Blautönen gehaltenen bildbeherrschend bewegten Himmel, den hellen Wolkenbändern, Sternwirbeln und der Mondsichel in einer Gloriole über einem wie behütet erscheinenden Ort. Schon die »Caféterrasse bei Nacht« zeigt über dem alltäglichen menschlichen, in helles Licht getauchten Treiben einen beeindruckenden Ausschnitt des Nachthimmels, der das Ewige symbolisierend am Ende alles umwölbt.

Die für den Maler wesentlichen *»Farben der Nacht«* beherrschen auch sein berühmtes Gemälde »Sternennacht über der Rhône«, das die meisterlich abgestimmten Blautöne des sternenübersäten Himmels mit den sich im Fluss spiegelnden orangegelben Gaslaternen von Arles wirkungsvoll und einzigartig in Szene setzt. Auch hier wird die Verbindung zum Menschen gesucht – in Gestalt eines angesichts der gewaltigen Nachtstimmung aber eher unscheinbar wirkenden, jedoch eng verbundenen Paares beim nächtlichen Spaziergang entlang des Flusses.

Als einer der führenden Maler des Expressionismus und damit auch des 20. Jahrhunderts gilt Emil Nolde (1867–1956). In farbintensiven, formfulminanten Bildern drückt er der Dunkelheit der Nacht seinen individuellen Stempel auf. Unter finsteren, blauviolett-orangefarbenen Wolkenbergen erstreckt sich zum Beispiel seine »Marschlandschaft mit Mühle«. Berühmt sind zudem Werke wie »Mondnacht« und »Sternenhimmel«. Gischtgekrönte tosende Wogen unter dunkel dräuendem Wolkenhimmel, kontrastiert mit leuchtenden Farbflächen, zeigt des Malers »Bewegtes Meer«, eine von vielen weiteren Variationen dieses (Lieblings-)Motivs. So unverwechselbar wie mitreißend ist auch Noldes farbenprächtige »Heilige Nacht« mit Jesus, Maria und Joseph. Letzterer schaut dabei zu, wie eine sehr menschlich und selbstbewusst wirkende Gottesmutter freudig und stolz ihr Neugeborenes hochhält, und zwar vor dem Hintergrund des Nachthimmels, der den zukünftigen Messias und unter ihm die herannahenden Heiligen Drei Könige in nächtlichem Blau umrahmt. Der Nachthimmel als Hinweis auf den ewigen Kosmos wird in Verbindung gesetzt mit der Ankunft des Kindes, das einmal zum ultimativen Welterlöser heranreifen soll.

Die Nacht kann mehr sein als das Motiv selbst. Sie legt darüber hinaus indirekt Spuren – beispielsweise in Träumen – und darüber hinaus ganz konkret und direkt auch solche, die in den geschaffenen Werken oft nur noch für den Künstler selbst erkennbar sind. So schwärmte Pablo Picasso (1881–1973) vom unnachahmlichen Leuchten der Nacht sowie ihren rahmenden Schatten und erklärte mit Bezug auf seine Stillleben: »*Ich habe sie größtenteils nachts gemalt.*«[174]

Göttinnen der Nacht

Im 19. Jahrhundert schuf der norwegische Maler Peter Nicolai Arbo (1831–1892) eine der Darstellungen der personifizierten Nacht selbst, die also deren abstrakte Natur allegorisch vermenschlichend umformt. Das Bildnis zeigt die dunkel bekleidete, durch die

Nacht reitende Nott – als nordische Entsprechung der griechischen Urgöttin Nyx – auf ihrem Pferd Hrimfaxi. Ein 1883 entstandenes Gemälde mit dem Titel »Le nuit« von William Adolphe Bouguereau (1825–1905) stellt die nackte Nyx zur Schau, umweht von einem schwarzen Schleier vor der Kulisse aufziehender Dunkelheit. Aber schon viel früher, beinah 2000 Jahre v. Chr., zeigten Fresken in einem syrischen Palast die Nacht als androgyne Gestalt, maskiert vor dunklem sternengeschmücktem Hintergrund. Und das dürfte kaum die einzige Darstellung gewesen sein.

Nicht umsonst hat man im Christentum antike mystische Bilderwelten aufgenommen und fortgeführt in der Darstellung der Gottesmutter Maria, der sternumkränzten Himmelskönigin. Parallelen zur mysteriösen apokalyptischen Frau in der Offenbarung des Johannes drängen sich auf, einer am Himmel erscheinenden gebärenden Frau, die von Sonne, Mond und Sternen umgeben war. Aus der mittelalterlichen Buchkunst des 12. Jahrhunderts stammt die erste nachweisbare bildliche Verknüpfung dieser apokalyptischen Frau mit der christlichen Gottesmutter: Herrad von Landsbergs (circa 1130–1195) miniaturverzierte Enzyklopädie *Hortus deliciarum* enthält die Darstellung einer hoheitsvollen Frauenfigur mit riesigen Flügeln, mittig auf einer Mondsichel stehend. Dieser immer populärer werdende Bildtypus der christlichen Gottesmutter, den Mond unter ihren Füßen, kurz »Mondsichelmadonna« genannt, weist auf viele weitere solcher Darstellungen hin, die über die folgenden Jahrhunderte hinweg entstanden sind.

Und ebenjene liegende Mondsichel ist auch ein zentrales Element in einem weltberühmten Bühnenbild zu Mozarts »Zauberflöte«: Uralte mystisch-religiöse Vorstellungen von der Göttin der Nacht und christliche Darstellungsformen der sternenumkränzten Himmelskönigin fließen zusammen und inspirieren Karl Friedrich Schinkel (1781–1841) zu seinem großartigen Entwurf, der kunstgenreübergreifend eine Symbiose von Musik, Drama und Bühnenbild vollzieht. »Die Sternenhalle im Palaste der Königin Nacht«, ein so märchenhaft-

romantisches wie zeitloses, von leuchtenden Wolkenformationen um-
rahmtes Gewölbe schafft in seiner raumfüllenden Präsenz die ideale
Bühne für den atemberaubenden Auftritt der »Königin der Nacht«.

Damit schließt sich auch hier ein Kreis, der mit Wolfgang Amadeus Mozarts »Kleiner Nachtmusik« und der »Zauberflöte« begonnen hat – und zwar, indem musikalische wie bildgebende Kunst
sich in einer Opernaufführung miteinander vereinen.

Es gibt eine Reihe weiterer, auch zeitgenössischer Gemälde und
(foto)-grafischer Nachempfindungen sowie Kunstobjekte wie Reliefs
und Skulpturen, die sich der geheimnisvollen dunklen Urmutter der
Nacht und ihrer künstlerisch-kreativen Sichtbarmachung widmen.
Doch ist die bildliche Darstellung der »schattenhaften« Seite des Tages im Vergleich zu vergangenen Jahrhunderten deutlich in den Hintergrund getreten. Und dies, obwohl es immer wieder abendliche
oder nächtliche Stimmungen gibt, die Künstler und Künstlerinnen
inspirieren. Ein Beispiel ist die Malerin Annette Schmucker (geb.
1957) mit ihren zahlreichen Stadt- oder Himmelsimpressionen wie
»Ankommen« oder »Kraft und Stille«.

»Die Nacht nimmt Abschied« – so ist ein abstraktes Wandbild der
zeitgenössischen Malerin Petra Klos (geb. 1956) benannt. Es ist zu
hoffen, dass dieser Titel sich nicht als schlechtes Omen erweist. Hat
doch die Nacht im Bereich der bildenden Kunst ihre symbolische
Anziehungskraft auch heutzutage – Gott sei Dank – noch nicht ganz
verloren.

Die Dunkelheit einfangen: Das Nachtmotiv in Film und Populärkultur

Spiel mit dem Licht: Die Abbildung der Nacht aus technischer Sicht

Vom statischen Gemälde bis zur Realisierung des aus der Aneinanderreihung und raschen Abfolge zahlreicher Einzelbilder bestehenden heutigen Unterhaltungsmediums Nummer eins, des Films, dauerte es eine Weile. Und das betrifft auch die Wiedergabe der Nacht.

Um den Zauber der Dunkelheit nachzustellen, den sie uns in Gemeinschaft mit Mond und Sternen immer wieder aufs Neue ganz selbstverständlich beschert, mussten Filmemacher mangels lichtempfindlicher Kameras große Umwege gehen. Wie ist die Nacht abzubilden, wie lassen sich ihre einzigartigen Schattenspiele und ihr hintergründiges Blaugrau naturgetreu einfangen?

Verschiedenste Filmgenres stellen die Nacht in ganz unterschiedlichen Aspekten und mit unterschiedlichen gestalterischen Schwerpunkten dar. Schon seit Geburt des Kinos zu Anfang des 20. Jahrhunderts bestand das große Bedürfnis, von ihr zu erzählen. Kriminal- und Horrorfilme, zunächst gedreht in Studiokulissen, erfreuten sich großer Beliebtheit; Nachtgeschichten von Gaunern und Vampiren lockten in die Lichtspielhäuser. Die populären Figuren von damals – Dracula, Frankenstein oder Sherlock Holmes – jagen auch in der heutigen Filmlandschaft, in Comics und Jugendromanen ungebrochen beliebt, durch düstere Großstadtnächte. Darüber hinaus gilt die Nacht in Hollywoods Erzählstrukturen seit jeher als Sinnbild tiefenpsychologischer Abenteuer, in die sich der Leinwandheld stürzt.

Vom Licht angestrahlte Objekte reflektieren Licht. Jede Kamera hat ein Linsensystem, das einfallendes Licht sammelt und ins Innere der Kamera projiziert. Hier fällt es im analogen Film auf lichtempfindliches Filmmaterial, auf dem die einfallenden Strahlen, etwa auf einer Silberschicht, chemische Prozesse auslösen, die später in der Dunkelkammer vorangetrieben werden. In der digitalen Fotografie wiederum treffen die Strahlen auf hochempfindliche Sensorchips. Der so erzeugte photoelektrische Prozess wird gemessen und auf Datenspeichern gesichert. Ob analog oder digital, jedes Foto und jede Filmeinstellung entstehen im geschickt genutzten Wettspiel zwischen Licht und Dunkelheit.

Im Dunkeln lässt sich's besser träumen

Kino – das ist ein Ort für Träume. Viele dunkeln auch zu Hause das Zimmer ab, wenn sie sich vor den Fernseher setzen, um die großen Filmmomente zu genießen. William Howard Guynn beschreibt das Betrachten fiktiver Filmhandlungen als Traum, in dem die aufeinanderfolgenden Filmbilder »überwältigend, hypnotisch« auf den Zuschauer einwirken.[175] Christian Metz umschreibt den Film als Flucht aus der Realität, »von Anfang an unerreichbar, angesiedelt in einem ursprünglichen Anderswo, unendlich begehrenswert, niemals zu besitzen«.[176] Kino schafft einen besonderen Raum, wo man seinen unausgelebten Sehnsüchten träumend frönen kann. Elisabeth Bronfen bezeichnet den Film als »besonders ausgeprägtes Nachtmedium« und die klassische Kinovorführung als einen einzigartigen Moment, währenddessen der Film »vor unseren Augen entsteht, indem weißes Licht in einem abgedunkelten Raum auf eine weiße Leinwand fällt, um ein Spiel von getrübtem Licht und erhellter Finsternis zu erzeugen«.[177]

Interessant ist, dass der Film als »Medium der Nacht« die Nacht selbst bis vor nicht allzu langer Zeit nur sehr unzureichend darstellen konnte. So war es noch in den Achtzigern überaus schwierig, Nachtszenen realistisch zu filmen. Das Licht des Mondes sorgte nicht für genug Effekt auf dem lichtempfindlichen Material in den Kameras, Scheinwerfer zur Beleuchtung waren nicht nur teuer, sondern entsprachen, wenn sie nur in einem begrenzten Umkreis Gegenstände anstrahlten, nicht dem menschlichen Sehempfinden. Also mussten Filmschaffende in die Trickkiste greifen und große Umwege gehen, um die einzigartige Atmosphäre der Nacht, ihre kühle und geheimnisvolle Wirkung, auch nur ansatzweise abzubilden.

So entwickelten findige Filmemacher die »amerikanische Nacht« (auch »Day-for-night-Verfahren« genannt), einen Trick, bei dem tags aufgezeichnete Filmszenen dem Betrachter eine Nachtaufnahme vorgaukeln. Einzelne Bildelemente werden dabei punktuell durch Scheinwerfer extrem stark betont, während der Kontrastwert der Kamera um mehrere Blendenwerte abgesenkt wird, sodass die weniger stark beleuchteten Elemente im Dunkeln einer vermeintlichen Nacht verschwimmen. Spots und Spitzlichter erzeugen kontrastreiche Schatteneffekte, durch Linsenfilter werden blaue Farben überbetont (Mondlichteffekt). Seinen Namen schuldet das Verfahren der besonderen Verbreitung in Hollywood, gerade in den fünfziger und sechziger Jahren. Was wäre ein klassischer Western ohne dramatische Showdowns in hell erleuchteten Saloons oder den nächtlichen Überfall am Lagerfeuer?

Leichter als im Freien ließ sich die Nacht natürlich in Zimmern erzählen, hier wurde beispielsweise mit warmem gedämpftem Scheinwerferlicht im Innenraum gearbeitet, während kühl-blaues Licht, das durch halb heruntergezogene Rollläden blitzte, den Vollmond vorgaukelte. Ein Meilenstein der Filmkunst war die Salonszene in »Barry Lyndon« von Stanley Kubrick, die nur mit Kerzenlicht ausgeleuchtet wurde. Hier wurde das Farbnegativ forciert entwickelt und ein extrem lichtstarkes Objektiv der Firma Zeiss verwendet, das ursprünglich für die Apollo-Mondlandung gebaut worden war.

Punktlandung à »La Nuit américaine«

François Truffaut hat dem Day-for-Night-Verfahren 1973 eine Liebes-erklärung gemacht: »La Nuit américaine« ist ein Film im Film und erzählt von den aufregenden, romantisch angehauchten Dreharbeiten einer Filmcrew. Neben den persönlichen Dramen der Hauptfiguren – von dem schon bald nicht mehr zu verheimlichenden Alkoholproblem der alternden Diva bis zur Liebe des Jungschauspielers zum Skriptmädchen, das wiederum mit dem Stuntman durchbrennen wird – zeigt »La Nuit américaine« auch eindrucksvoll den Aufwand und die Gefahren, die Künstler auf sich nahmen, um Illusionen wie die Nacht im Film zu schaffen. Nichts ist so, wie es scheint, so die Botschaft des Films, für die Truffaut den Trick der amerikanischen Nacht geschickt als Metapher einsetzt.

Kameraleute und Regisseure versuchten aus der Not schon immer eine Tugend zu machen. Die verzerrten Kulissen und teils aufgemalten Schatteneffekte alter Stummfilme machten etwa den deutschen Expressionismus der zwanziger Jahre so kunstvoll-surreal. Bekannt ist auch der Film noir, der mit dem *Chiaruscuro*-Effekt abrupte Licht-und-Schatten-Wechsel über die Gesichter seiner zwielichtige Detektive und finsteren Schurken huschen ließ. Wer aber, etwa im Dokumentarfilm oder der Fernsehberichterstattung, realistische Nachtaufnahmen zeigen wollte, der musste sich noch bis in die achtziger Jahre mit unansehnlich-verrauschten Aufnahmen im Halbdunkel begnügen.

Die Darstellung der Nacht ist im Film aus technischer Sicht nun einmal schwieriger als etwa in der Fotografie, da die maximale Belichtungszeit deutlich länger ist, wie Prof. Dr.-Ing. Peter C. Slansky[178] erläutert, Lehrstuhlinhaber für Film- und Fernsehproduktionstechnik an der Hochschule für Fernsehen und Film München. Erst in den achtziger Jahren brach der technische Fortschritt in der Kinowelt an:

Objektive mit größerer Blendenöffnung der Firma Zeiss und Filmemulsionen mit erhöhter Lichtempfindlichkeit, um die Kodak und Fuji wetteiferten, sorgten für den Wandel. Damit erst war es möglich, eine Nachtszene auf einer Straße mit Stadtbeleuchtung mit keinem oder nur geringem Zusatzlicht zu drehen.

Im Fernsehbereich stellte sich das Thema technisch etwas anders dar, so Slansky: Mitte der achtziger Jahre stiegen die Sendeanstalten vollständig auf die elektronische Berichterstattung mit Videocamcordern um. Diese Videokameras hatten zunächst noch Röhren, bald schon elektronische Sensoren mit einem deutlich höheren ISO-Wert, der die Lichtempfindlichkeit beschreibt. Die Kamerafunktion »Gain«, die die Lichtempfindlichkeit elektronisch bis zu achtfach verstärkte, machte es einfacher, bei Nacht zu drehen, je nach Verstärkungsgrad aber auf Kosten des Bildes, das zu flimmern begann. Slansky verweist hierbei etwa auf Aufnahmen der Montagsdemonstrationen 1989/90, auf denen das Rauschen durch den Gain-Effekt noch deutlich sichtbar sei.

Die Technik aber schritt weiter, Unternehmen wie Canon und ARRI brachten die Entwicklung ihrer Kameras mit immer höheren Lichtempfindlichkeiten und immer lichtstärkeren Objektiven voran. So ermöglicht etwa die neueste Kamerageneration mit wachsenden ISO-Werten sogar Live-Aufnahmen des Sternenhimmels in Echtzeit. Dieser Weg zu immer weiter wachsenden Lichtempfindlichkeiten sei faszinierend für Astronomen, so Slansky, andererseits verliere die Nacht »kritisch formuliert, mit jeder Verdopplung des ISO-Werts jeweils die Hälfte ihres Geheimnisses«.

Die Nacht ist heute technisch greifbarer als in der Vergangenheit, dennoch ist die Faszination, die einmalige Stimmung, die wir beim Blick in den natürlichen Himmel über uns erleben, noch immer schwierig einzufangen.

»Erzähl mir von der Nacht«

Technisch ist die Nacht zwar deutlicher abzubilden, wie aber erzählt man im Film von ihr? In seinem Buch *Der Heros in tausend Gestalten*[179] versucht der bereits erwähnte Mythologe Joseph Campbell in religiösen Sagen weltweit universelle menschliche Erzählmuster aufzuspüren, die trotz lokaler Unterschiede die immer gleiche Geschichte erzählen: eine Heldenreise, während deren der Mensch erwachsen wird, sich auf einer abenteuerlichen etappenreichen Prüfung beweisen muss und vom Kind zum Mann oder zur Frau heranwächst. In diesen Initiationsgeschichten ist der noch unfertige zukünftige Hero zunächst mit sich selbst uneins und unausgeglichen. Inspiriert von dem Schweizer Psychiater C. G. Jung (1875–1961), geht Campbell davon aus, dass alle Menschen das Bedürfnis nach innerer Harmonie verbinde, nach Individuation, also der Ganzwerdung zu einer selbstbewussten Persönlichkeit.

Diese ersehnte Balance setzt Campbell mit dem Wechsel zwischen Tag und Nacht in Bezug, der ewigen Balance zwischen Sonne (männlich, wild, in der chinesischen Philosophie Yang) und Mond (weiblich, ordnend, Yin) in den Mythologien der ganzen Welt. Ein Ungleichgewicht sei für die Helden zahlreicher archaischer Mythen und Märchen der Grund zum Auszug aus der gewohnten Welt. Der Held geht auf die Reise, um eine Frau zu finden, sie aus den Klauen eines Drachen zu reißen oder aus der Unterwelt zurückzuholen, dem Reich des Todes. Ziel sei die »Vereinigung beider Geschlechter« als Weg zur Vollkommenheit und einem festen Platz im Leben. Das Prinzip der Sonne (Mann) und des Mondes (Frau) herrsche in jedem Menschen, der nach innerer Balance strebt.[180]

Damit der Held dieses Ziel erreicht, muss er die »Tagwelt« – die Heimat, in der er eine behütete Kindheit erlebt hat – hinter sich lassen. Oft aufgefordert von einer Mentorenfigur, die ihn auf die große Reise schickt, tritt der Held über die Schwelle und steigt ein in die Nachtwelt: die andere, aufregend neue Welt, in der er sich beweisen, neue Verbündete finden und gefährliche Feinde schlagen muss. So ist es zum Beispiel der Hades, die düstere Unterwelt, wo der Held auf dunkle Gestalten trifft. Oder auch ein dekadent-buntes Feenreich, in dem er einen wichtigen Diebstahl für die verarmte Heimat begeht. Die Nacht ist bei Campbell das anziehend Fremde, das Abenteuer und Veränderung verspricht.

Hat der Heros es nach anfänglichem Zögern endlich gewagt, die Nachtwelt zu betreten, folgen oft Angst und Überforderung. Nach Antritt der »Reise in den Bauch des Walfischs«[181] findet sich der Held in absoluter Dunkelheit wieder, sehnt sich nach Heimat und Sicherheit. Doch genau dort, in der angstbesetzten Nachtwelt, kommt es zur Wiedergeburt, zur Erneuerung des Lebens, denn erst in tiefster Dunkelheit erkennt der Held seine wahren Talente. Der Heros bricht auf, es kommt »nach einem ersten Schauern des Aufbruchs zu einer abenteuerlichen Fahrt in Dunkel, Schrecken, Ekel und bildgewordene Ängste«.[182] Der Held schlägt erste Feinde und findet Gefährten auf seinem Weg durch die Dunkelheit. Orpheus sucht seine tote Frau in der Unterwelt. Psyche gewinnt den geliebten Cupido, indem sie zahlreiche lebensgefährliche Aufgaben der neidischen Venus erfüllt. Durch das Überleben in der Nachtwelt erst, der Konfrontation mit Urängsten, werden dem Heros wichtige Erkenntnisse zuteil, die er am Ende in die Tagwelt tragen wird.

Auf dem Höhepunkt der Abenteuer in der Nachtwelt trifft der Held nun interessanterweise häufig auf eine Frau, sei es die Prinzessin, die er freikämpft, oder die Göttin, für die er Aufgaben meistert, um in ihrer Gunst aufzusteigen. In tiefster Nacht begegnet er also dieser »Weltenmutter«,[183] die er als letzte große Aufgabe für sich gewinnt. Belohnt mit einem Schatz, einer Erkenntnis oder der großen Liebe und Vermählung mit ebendieser Frau, kehrt der gereifte Protagonist, oft beinahe widerwillig, zurück in die Tagwelt, in der er nun als ehrenwerter Mensch eine wichtige Position einnehmen kann – nicht ohne Sehnsucht nach der dunklen Welt, die er durchlebt hat.

Der amerikanische Drehbuchautor Christopher Vogler, unter anderem verantwortlich für Disneys »König der Löwen«, ist wie gesagt fest davon überzeugt, dass diese lehrreiche Orientierung an der Erzählstruktur alter Mythen, die die Schritte zum Erwachsenwerden märchenhaft als Reise in eine faszinierend fremde Nacht beschreiben, auch auf die moderne Literatur- und Filmwelt zu übertragen sei. Der Mensch sehne sich nach wie vor nach Nachtwelten.

In den Siebzigern war Vogler Mitarbeiter in der Stoffentwicklungsabteilung von 20th Century Fox und auf der Suche nach Inspiration für neue Drehbücher. Da stieß er auf Campbells Erörterungen. Kurz darauf machte in dem Hollywoodstudio ein kleines Heftchen die Runde, in dem Vogler Campbells Heldenreise zusammengefasst und als Leitmodell für Kinofilme vorgeschlagen hatte.

George Lucas (geb. 1944) bezog sich in seinem globalen Blockbuster »Star Wars« ausdrücklich auf diese Erzählstruktur: Ein unsicherer Held tritt von der Tagwelt in die ihm völlig fremde, aufregende Nachtwelt und wächst erst dort über sich selbst hinaus. Dabei hatte Vogler Campbells Ausführungen um klassische Archetypen ergänzt, die jede Filmhandlung enthalten müsse: von einer Art Herold, der mit reizvollen Geschichten über die Nachtwelt die Neugier aufs Abenteuer weckt, über den hilfreichen Mentor, der die ersten Schritte in die neue Umgebung begleitet, bis zum Schwellenhüter, der den Übergang in die Nacht verwehren will.

Die Heldenreise ist demnach keine Story eines perfekten Helden, der Abenteuer bestreitet, es ist vielmehr die Geschichte einer »Heldwerdung« in dunklen Zeiten, die der Zuschauer miterlebt – vom holprigen Schritt aus der Tagwelt ins Abenteuer über unterschiedliche Hürden, die schließlich zur finalen Konfrontation mit einem großen Feind führen. Die *dark night of the soul*, die »dunkle Nacht der Seele«, ist hierbei wie gesagt der Moment größten Zweifelns, die der Held überwinden muss, bevor er sich seinem Erzfeind stellt.

Voglers kleines Heftchen erfreute sich in Hollywood derart großer Beliebtheit, dass der Drehbuchautor 1998 einen ausführlichen Ratgeber veröffentlichte, der als Bestseller zu einem Leitmodell unter Drehbuchautoren avancierte. *The Writer's Journey* (zu Deutsch *Die Odyssee des Drehbuchschreibers*)[184] hat das amerikanische Blockbusterkino maßgeblich beeinflusst, das vielleicht auch deshalb global so erfolgreich ist, weil es sich der alten mythischen Grundstrukturen bedient, die weltweit verstanden werden. Nach ihnen will der Zuschauer Helden in ihren dunkelsten Momenten in möglichst fremder Umgebung erleben, er will sie des Nachts zweifeln sehen, mit ihnen leiden, um zuletzt mit ihnen zusammen gestärkt aus dem Abenteuer hervorzutreten. Zum Held aber muss die Hauptfigur werden, indem wir sie ihre dunklen Ängste bezwingen sehen.

Wie schon der Titel *The Writer's Journey* anklingen lässt, begibt sich Vogler zufolge auch der Autor, der die Hauptfiguren und ihre Nachtabenteuer erfindet, auf eine Art Heldenreise. Wer schreibt, malt, komponiert, sich kreativ auslebt, begebe sich selbst in eine Nachtwelt, in der er sich eigenen Ängsten, Sehnsüchten und Geheimnissen stellt. Nur so könne eine auch für das Publikum berührende Geschichte geschaffen werden. Nicht nur in kreativen Berufen, auch im »normalen«, von Freundschaft, Partnerschaft und Familie geprägten Alltag begebe sich jeder Mensch immer wieder auf Heldenreisen ins dunkle Ungewisse. Nachtgeschichten mit all ihren Ängsten und Hoffnungen sind so gesehen stets gegenwärtig. Wir Menschen brauchen und wollen sie. Was bereits alte Märchen und Mythen aus früheren Zeiten widerspiegelten, kann uns heute vielleicht gerade der Film bieten.

Neue Nachtgestalten: Gothic Horror, Expressionismus und Film noir

Schauergeschichten, die Mitte des 18. Jahrhunderts aufkamen und im 19. Jahrhundert ihre Blüte erlebten, schufen mit ihren nächtlichen Gestalten neue Mythen und Figuren, die im europäischen Kulturraum inzwischen Gemeingut sind: In Verkleidungsspielen zu großen Festen wie Halloween oder dem Karneval schlüpfen wir in ihre Rollen. Jedes Kind kennt heute Dracula. Beliebte Romane und Theaterstücke erzählen dazu von Monstern wie Frankenstein und Mr. Hyde und entlarven etwa in Wildes »Bildnis des Dorian Gray« oder Doyles »Sherlock Holmes« den Menschen selbst als gefährliches Wesen, dessen Untaten der Aufklärung bedürfen.

Die Autoren der Gothic Novel, des Schauerromans, orientierten sich, ähnlich den Dichtern der Romantik, an alten Sagen und Volksmärchen. Dabei waren ihre Geschichten lange Zeit als Schundliteratur verschrien. Die sogenannten *Penny-Dreadful*-Romane, Groschenhefte, die entsetzliche und aufregende Gruselgeschichten zum kleinen Preis versprachen, erfreuten sich im viktorianischen Großbritannien enormer Beliebtheit. An ihnen orientieren sich in unserer Zeit Krimis und Horrorfilme und seit den siebziger Jahren die Post-Punk- und Dark-Wave-Bewegung. Gothic ist eine Musikrichtung, ein Modestil, ja, eine ganze Szene, die die Nacht, den Tod und die Vergänglichkeit in schwarzer Kluft als sinnstiftendes Lebensthema inszeniert.

Die Nacht als Liebling der Jugendkultur

Als schwarze Szene, »Grufti(e)s« oder »Goths« bezeichnet sich seit den achtziger Jahren eine Jugendkultur, die in der Dark-Wave-Musik ebendieser Zeit (Joy Division, The Cure) ihren Ursprung fand. Heute treffen in Clubs und auf Festivals Urgesteine aus dieser Anfangszeit auf Anhänger im Teenageralter. Sie alle eint die Faszination für düstere Musik, die die Dunkelheit romantisiert und Tod und Melancholie besingt.

Die Szene eint eine Vorliebe für schwarze Kleidung, blass geschminkte Haut und schwarzes Make-up. Die individuelle Selbstinszenierung gilt als hohes Gut. Geht es doch darum, sich zum einen von der »normalen« Gesellschaft, die als laut und oberflächlich empfunden wird, bereits optisch abzuheben. Zum anderen will man sich in der alternativen Gemeinschaft einen Freiraum schaffen, um sich mit Mystik, Tod und den melancholischen Seiten des Lebens auseinanderzusetzen. Dazu gehören für Teile der Szene auch ein am viktorianischen Zeitalter orientierter Kleidungsstil sowie Horrorszenarien.

Eine Vielzahl der circa 100 000 deutschen »Goths« geht einem geregelten Arbeitsalltag nach. Vorzugsweise nachts, sei es in Bars oder Diskotheken, zieht man sich zurück in Fantasiewelten vergangener Epochen, diskutiert Musik und Literatur. Tod und Teufel sollen dabei enttabuisiert werden, der Hang zu Romantik, Okkultismus und Satanismus bedeutet eine bewusste Abgrenzung zur Moderne.[185]

Die Folk- und Metalband Subway to Sally hat der schwarzen Szene in Deutschland die Ballade »Eisblumen« auf den Leib geschrieben:

… Der Morgen wandelt Reif zu Tau
Der Tag macht alles grell und rau
Wir kleiden uns in Traurigkeit
Doch geht der Tag, kommt unsere Zeit
Wer leuchten will, der flieht das Licht
Der schaut der Nacht ins Angesicht
Die Bleichheit, die von unseren Wangen schneit
Macht uns wie Engel schön
Sie werden auf die Knie gehen
Und beten, dass der Mond verhangen bleibt.

Wir sind wie Eisblumen
Wir blühen in der Nacht
Wir sind wie Eisblumen
Viel zu schön für den Tag.[186]

Dabei zielt die Bezeichnung »Gothic« zunächst nur auf einen Baustil. Giorgio Vasari (1511–1574), Hofmaler und Architekt der Medici, benutzte den Begriff »gotisch« in Anlehnung an das germanische Volk der Goten als abwertende Bezeichnung für den in seinen Augen barbarisch-unzivilisierten Baustil mittelalterlicher Kirchen, der so gar nicht dem klassischen Ideal der Renaissance entsprach. Der Begriff ging in den Sprachgebrauch über. Barbarisch-unheimliche Geschichten faszinierten nun die Autoren und Autorinnen des 18. und 19. Jahrhunderts, die ihre Groschenhefte eben in gotischen Burgen, Klöstern und Herrenhäusern spielen ließen, wo des Nachts Dämonen spukten. *Der Mönch* (1796) von Matthew Gregory Lewis (1775–1818) oder *Der Vampyr* (1819) von John Polidori (1795–1821) zählen hier zu den ersten Werken, in denen gottesfürchtige Männer von Geistern und Teufeln verführt und heimgesucht werden. Die Gattung breitete sich rasant in Großbritannien aus.

Die Nacht als Ort wilder Versuchungen wurde, hinter vorgehaltener Hand, zum Lieblingsthema der britischen Gesellschaft. Angst vor der wachsenden Industrialisierung, der sinkenden Macht des Empires und der steigenden Kriminalität in den neu gewachsenen Großstädten und Ballungszentren – Jack the Ripper lässt grüßen – sorgten für eine ungemeine Verunsicherung und, zeitgleich, Faszination für brutale Nachtmärchen. Auch deutsche Romantiker wie der bereits erwähnte E. T. A. Hoffmann (*Die Elixiere des Teufels* [1815] oder *Coppelius* [1816]) zeichneten die Nacht als Heimat des Bösen.

In den erfolgreichsten Werken der »gotischen« Literatur hausen die Dämonen bald nicht mehr nur in abgelegenen Burgen und Schlössern. Dracula, die alte Schreckensgestalt, machte auch vor Londons Straßen nicht halt. In Abraham »Bram« Stokers (1847–1912) gleichnamigem Roman von 1897 legt ein leeres Geisterschiff – denn die gesamte Besatzung ist auf der Fahrt an einer seltsamen Blutarmut verstorben – in Londons Hafen an, mit an Bord Graf Dracula. Bevorzugt macht der Fürst der Vampire Jagd auf wohlgesittete Jungfrauen, die er als Geschöpf der Nacht in Versuchung führt. Die

Frauen lässt er von sich träumen, bis sie ihm Tür und Tor öffnen. Er reißt sie ins Dunkle, indem er sie durch seinen Biss selbst zu wilden und gefährlichen Verführerinnen macht, die er Englands Edelmännern auf oder eher an den Hals hetzt.

In Robert Louis Stevensons (1850–1894) Novelle *Der seltsame Fall des Dr. Jekyll und Mr. Hyde* (1886) verabreicht sich der perfekte englische Gentleman und Wissenschaftler Dr. Jekyll ein selbst gebrautes Mittel und schafft dabei sein Alter Ego, Mr. Hyde, der nachts wild und brutal auslebt, was der Doktor tagsüber zu verbergen versucht. Ganz offensichtlich birgt die Nacht in diesen Werken menschliche Lüste und Sehnsüchte, für die im wohlgeordneten Tag kein Raum mehr bleibt. Die Nacht steht für uralte Triebe, die die aufgeräumt-gesittete Gesellschaft nur bei Tag zu verdrängen vermag.

Mary Shelleys (1797–1851) Roman *Frankenstein oder Der moderne Prometheus*, der bereits 1818 erschien, strebte schon im Titel die Parallele zum griechischen Schöpfungsmythos an, in dem Prometheus den Menschen erschafft und ihm das Feuer als Schutz vorm Dunkeln schenkt. Das Feuer als Symbol von Macht und Erleuchtung weicht bei Shelley, ganz zeitgemäß, der Elektrizität. Im Roman will der Wissenschaftler Dr. Frankenstein Gott spielen und erweckt durch elektrische Experimente an Leichenteilen ein Monster, das seinem Schöpfer nach dem Leben trachten wird.

Die Elektrizität als Lebensspender? In *Frankenstein* ist es ein Blitz vom Himmel, der den Lebensfunken im Monster erwecken wird. Elektrizität galt zu Beginn des 19. Jahrhunderts als Heilbringer. Experimente mit Leichen und Tierkadavern, bei denen leblose Muskeln zum Zucken gebracht wurden, legten nahe, man könne Menschen wiederbeleben. Psychisch Kranke durchlitten unvorstellbare Qualen durch die Elektroschocktherapie. Der Mensch selbst ist hier nachtumwandertes Monster, das über Leichen geht.

Als die Monster laufen lernten

Nächtliche Schauergestalten, skrupellose Professoren und ihre Geschöpfe prägten auch die ersten Stummfilme. Shelleys *Frankenstein* wurde seit der Erstaufführung 1910 – zu einer Zeit, als der Stummfilm noch in seinen Kinderschuhen steckte – viele Male verfilmt. Im Jahr 1922 folgten »Nosferatu, eine Symphonie des Grauens« von Friedrich Murnau (1888–1931) als unautorisierte *Dracula*-Verfilmung, 1925 »Das Phantom der Oper« nach dem Roman von Gaston Leroux (1868–1927). Noch bevor der Tonfilm Einzug hielt, übten also die nächtlichen Schattenspiele, die ohne Worte Urängste im Menschen berührten, auch eine ganz besondere Faszination auf das Publikum aus, das in die neuen Lichtspielhäuser strömte.

Von besonderer künstlerischer Bedeutung ist hierbei der deutsche Expressionismus in der ersten Hälfte der zwanziger Jahre. Einer der erfolgreichsten Filme dieses Genres stammt von Friedrich Murnau: Einzigartig spielt der bereits erwähnte Film »Nosferatu« mit Licht und Dunkel, wenn sich, schon bevor der Schurke ins Bild tritt, der Schatten seiner ausgestreckten Klauen über seinem Opfer abzeichnet.

Kontrastreiches Make-up, aufgemalte Schattenspiele auf verzerrten, grotesk anmutenden Kulissen und die theatralisch überzeichneten Gesten der Stummfilmdarsteller sorgen für eine einzigartig albtraumhafte Atmosphäre. In den unsicheren Zeiten der Weimarer Republik, nach dem Zusammenbruch des Kaiserreichs und inmitten politischer Unruhen erfreuten sich die Nachtgestalten der Gothic Fiction neuer Beliebtheit.

Die größte deutsche Filmproduktionsstätte, die UFA-Studios in Potsdam-Babelsberg, die übrigens auch viele Österreicher beheimatete, bot Genies wie Fritz Lang (1890–1976) oder Friedrich Murnau die Möglichkeit, die Ängste der Bevölkerung in düsteren nächtlichen Märchen zu reflektieren.

Die Filme des deutschen Expressionismus sind moderne Schauergeschichten. »Die Schlange der Leidenschaft« aus dem Jahr 1918 zeigt einen düsteren Fieberalbtraum, »Metropolis« (1927) die pessimistische Zukunftsprognose einer raffgierigen Oberschicht, die die untere Klasse der Armen in den Tiefen der Erde für sich schuften lässt. Die Drehbuchautoren Hans Janowitz (1890–1954) und Carl Mayer (1894–1944), aus deren Feder »Das Cabinet des Dr. Caligari« (1920) stammt, erzählen die wahnsinnigen Fantasien des Insassen einer Irrenanstalt, der von Monstern träumt, die nachts schöne Mädchen entführen.

Deutsche Filmschaffende des cineastischen Expressionismus beeinflussten den amerikanischen Gangster- und Horrorfilm der dreißiger Jahre und vor allem den Film noir der vierziger Jahre ganz erheblich. Die Gruselgestalten von damals bevölkern in zahlreichen Remakes noch heutige Filme, sie sind der Ursprung des Horrorfilmgenres und formten erzählerische Mittel des modernen Kinos. Altmeister Alfred Hitchcock (1899–1980) selbst hatte die UFA-Studios 1925 als junger Mann besucht und sich in seinen spannungsgeladenen Thrillern bewusst an deren Schattenspielen orientiert. Stephen Kings (geb. 1947) Horrorbücher und deren Verfilmungen bedienen sich gern der alten Erzählstrukturen. Auch moderne Graphic Novels übernahmen den Stil. »Der Mann, der lächelte« (1928), der von einem Mörder mit verstümmelten Lippen handelt, inspirierte beispielsweise den Bösewicht »Joker« aus der bekannten Batman-Reihe. Die heutigen Superheldenfilme zeigen spätestens seit Tim Burtons (geb. 1958) »Batman Returns« (1992) dunkle Gestalten in der finsteren Großstadt, denen »gute« Rächer das Handwerk legen müssen.

Der Film noir, der sich in den vierziger Jahren ausprägte, war in vielerlei Hinsicht Nachfolger des deutschen Expressionismus und hat wiederum Horrorfilme, Superheldenfilme und Krimis weltweit beeinflusst. Bronfen bezeichnet ihn denn auch als »nächtliches Genre par excellence«.[187] Zahlreiche deutsche Filmemacher, die im Zweiten Weltkrieg nach Amerika geflüchtet waren, brachten die filmische Darstellung der Nacht, die im deutschen Expressionismus ihren Anfang genommen hatte, in Übersee voran. Zu den frühen Noir-Meisterwerken zählen »Die Spur des Falken« (1941), »Der Dritte Mann« und »Sprung in den Tod« (beide 1949) oder auch »Sunset Boulevard« (1950). Seit den neunziger Jahren wird die Wiederentdeckung des Film noir unter der Gattung »Neo Noir« fortgeführt (zum Beispiel im Streifen »L. A. Confidential« von 1997).

Die Nacht steht im Film noir für Kriminalität. Wir folgen hartgesottenen, lasterhaften Detektiven, Psychologen oder unglücklich Verliebten durch die schmutzige nächtliche Großstadt, bevölkert von skrupellosen Geschäftsmännern, schönen Frauen und zwielichtigen Trickbetrügern. Es geht um Mord, Geldgier und Eifersucht. Grelle Neonschilder erleuchten die Großstadt – und dringen doch nicht vor bis in die dunklen Gassen, in denen heimliche Schmuggelgeschäfte getätigt werden und wo in Clubs und verlassenen Lagerhallen gemordet und betrogen wird. »Das irdische Dasein ist ein nächtliches, so lautet die Wette des Film noir. Dieses Filmgenre entwirft deshalb die Welt als labyrinthischen Kerker, aus dem es kein Entkommen gibt.«[188]

Diese Ausweglosigkeit wird nun künstlerisch ausgeleuchtet. Der *Chiaroscuro*-Effekt, der Licht und Schatten hart gegeneinander absetzt, orientiert sich an der Schwarzweißmalerei Caravaggios und Rembrandts, von der schon die Rede war. Prägnant treten nur einzelne Lichtpartien wie das besorgte Gesicht einer Frau, die den Detektiv aufsucht, aus einem dominant verschlingenden finsteren Hintergrund hervor. Der Körper scheint in den Tonabstufungen zu verschwinden, die Welt in Schatten zu versinken. Durch die pointierte Ausleuchtung von Details besitzt das Lichtsetting eine enorme Bildwirkung: Der Einzelne ist der Nacht einsam ausgeliefert. Die Weltsicht des Film noir nennt Robert Ottoson »überwältigend schwarz«.[189] Mit extremen Unter- und Oberaufsichten sowie schrägen Kamerawinkeln wird dieses albtraumhafte Szenario noch unterstrichen.

Charakteristisch ist hier auch die *Low Key*-Beleuchtung, die Zurücknahme des sogenannten Fülllichts, das im klassischen Hollywoodkino die normale Hauptbeleuchtung auf den Gesichtern der

Darsteller zusätzlich unterstützte, Falten kaschierte und für schmeichelhafte Züge sorgte. Anders im Film noir: Hier sind die Kanten kontrastreich, scharf und direkt. Die Helden des »schwarzen Films« sind dunklen Verschwörungen auf der Spur, sie wollen aufklären, nicht beschönigen.

Der Protagonist einer Noir-Geschichte, gern Polizist oder Privatermittler, ist eine ambivalente Figur. Aber auch wenn sich seine Interessen und sein Vorgehen nicht mit den gängigen Moralvorstellungen decken, gehört er im Vergleich zur korrupten, verkommenen Welt dennoch zu den »Guten«. Dabei droht er nicht selten an der harten Realität zu scheitern. Nach den Autoren Alain Silver und Elizabeth Ward ist der typische Protagonist im Film noir unglücklich. Sein Weg durch die Nacht sei auch eine spirituelle Metapher, wenn die Gewalttaten, die er aufdeckt, selbst den hartgesottenen Ermittler erschrecken und an sich selbst und der Welt zweifeln lassen: »Der Schmerz ist häufiger ein mentaler als ein körperlicher. Der Sturz in die spirituelle Dunkelheit.«[190] Der Held taucht ab in die Nacht und entspricht damit Campbells Heldenreise. Und wir als Zuschauer wollen ihn die Dunkelheit besiegen sehen.

Die ermittelnden Detektive haben nicht selten düstere Erlebnisse aus ihrer eigenen Vergangenheit zu verarbeiten, im Dunkel der Nacht erkennen sie ihre Fehler und sich selbst. Eine nicht unwichtige Rolle spielt darüber hinaus das dramatische Geschehen zwischen Mann und Frau innerhalb der Gattung Noir[191] – eine weitere Parallele zu Campbells Ausführungen zur Sonne-Mond-Balance, nach denen der Held auf seiner Reise auf einen weiblichen Gegenpart treffen muss.

Und hier kommt *sie* ins Spiel: Silver und Ward beschreiben die Obsession des männlichen Helden für eine durchtriebene, mysteriöse Frau – die *Femme fatale*.[192] Oft ist nämlich sie diejenige, die den Helden erst auf die düstere Reise in die Dunkelheit schickt: die mysteriöse Witwe, die den Detektiv beauftragt, nach ihrem verschwundenen Mann zu suchen, von dessen dubiosen Geschäften sie natürlich mehr weiß, als sie zugibt. Oder die unerreichbar schöne Sängerin aus der Nachtbar, für die der unglücklich Verliebte bald Kopf und Kragen riskiert. Die Femme fatale ist, wie die alte Nachgöttin Nyx, aufs Engste verwoben mit der dunklen Welt, eine Verdächtige für den ermittelnden Detektiv, der sie aber trotz oder gerade wegen ihrer gefährlichen Ausstrahlung begehrt.

Cook bezeichnet die geheimnisvolle Schöne als Spinnenfrau, die in der Dunkelheit Fäden zieht,[193] Bronfen glaubt, die dunklen Szenen des Film noir stünden »im Zeichen einer weiblichen Macht, die alles Schöne und alles Furchtbare birgt, die alle Wege steuert, die Leben und Licht gibt, dieses aber auch zurückfordert«.[194] So laden die von den großen Schönheiten der Zeit gespielten Frauen nicht nur den Protagonisten, sondern auch den Zuschauer lockend in die Dunkelheit ein.

In den klassischen Noir-Filmen der vierziger und fünfziger Jahre siegt am Ende das Gute, der Ermittler deckt den Mordfall auf, die zwielichtigen Frauen werden zurückgedrängt und bestraft. Diese Sicherheit gewähren moderne Krimis und Horrorstreifen längst nicht mehr. Der Reise in die Nacht folgt nicht zwangsläufig die Rettung und Läuterung. In der modernen Noir-Comic-Adaption »Sin City« (2005) schießt sich der von Bruce Willis gespielte Held Hartigan in den Kopf, nachdem er den Kinderschänder, auf den er Jagd machte – Sohn eines reichen Machthabers –, erschlagen hat. Er sieht keinen anderen Ausweg, um der unausweichlichen Rache des übermächtigen Vaters zu entkommen (siehe die »Sin-City«-Story »That Yellow Bastard«). Den Exsträfling Marv führt die bedingungslose Liebe zu einer Prostituierten, deren Tod ihm angehängt wird, während er auf dunklen Straßen ihren wahren Mörder jagt, zuletzt auf den elektrischen Stuhl (»The Hard Goodbye«, die erste »Sin-City«-Story). Auch in modernen Horrorfilmen ist es längst ein erzählerisches Mittel, möglichst viele Charaktere möglichst brutal sterben zu lassen. Niemand ist sicher.

Wenn auch die Gewalttaten im Horrorfilm nur einen Teil der Bevölkerung ins Kino locken, so ist der Krimi mit seinen dunklen

Mordgeschichten – als eine Art Ersatzgenre so etwas wie die Gruselgeschichte unserer Zeit – in regelmäßigen Abständen abendliches Ritual in nahezu jedem durchschnittlichen deutschen Fernsehzimmer. In Jugendfilmen und -romanen wie Stephenie Meyers (geb. 1973) *Twilight*-Saga, L. J. Smith' (geb. 1965) *The Vampire Diaries* oder auch Kinderbüchern wie Angela Sommer-Bodenburgs (geb. 1948) *Der-kleine-Vampir*-Geschichten sind Wiedergänger beziehungsweise Untote, Vampire und Werwölfe längst im Mainstream angelangt.

Warum schwärmen junge Mädchen – sich leise gruselnd – noch immer für Vampire? Wieso strömen die Zuschauer in die Kinos, um aufwühlende Heldenfilme, Horror- und Mysterystreifen zu sehen, warum genießen sie Krimis? Es liegt an der ungebrochenen Faszination für die dunklen Seiten im Menschen, die die Nacht symbolisiert. Wir wollen Helden in den »Bauch des Walfischs« steigen sehen, die tiefen Ängste und den Nervenkitzel miterleben, den die nächtlichen Ermittlungen ins uns wecken. Die Nacht als Ort der Träume und Albträume hält noch zahllose Geschichten für uns parat. In dieser Faszination fürs Dunkle sind wir unseren Vorfahren, die sich am Lagerfeuer Märchen und Mythen erzählten, womöglich gar nicht so unähnlich.

III.
Bewusst beleuchten

Licht braucht Lenkung

»Ein prachtvoller Sternenhimmel erfreut die Seele«

Im Gespräch mit Sabine Frank,
Koordinatorin des Sternenparks Rhön

Sabine Frank studierte Sozial- und Kulturwissenschaften und war schon in ihrer Kindheit begeisterte Hobbyastronomin. Seit 2007 führt sie Sternguckerwanderungen durch, in denen sie den Sternenhimmel erklärt und Geschichten aus Wissenschaft und Mythologie erzählt. Schon früh fiel ihr auf, dass die natürliche Nacht immer mehr in einem künstlichen Lichtermeer verschwindet. Sie gründete eine Initiative zum Schutz der Nacht, den Vorläufer des Vereins Sternenpark Rhön. Gemeinsam mit Dr. Andreas Hänel von der Fachgruppe Dark Sky der Vereinigung der Sternenfreunde setzte sie sich für die Anerkennung der Rhön als Sternenpark ein.

Eine ihrer wesentlichen Vorarbeiten bestand in der motivierenden Aufklärung der Gremien in den teilnehmenden Gemeinden über den richtigen Einsatz und die Lenkung von künstlichem Licht. Für ihr Engagement, der Natur die Nacht und den Menschen den Himmel wieder näherzubringen, wurde sie im Internationalen Jahr des Lichts 2015 mit dem IDA Dark Sky Defender Award ausgezeichnet. Sabine Frank arbeitet heute als Koordinatorin des Sternenparks im UNESCO-Biosphärenreservat Rhön.

Schmidt: Seit vielen Jahren führen Sie in der Rhön Sternenwanderungen durch, mit großem Zuspruch. Vom Sternenhimmel scheint auch heute noch eine besondere Faszination auszugehen.

Frank: Das ist schon immer so gewesen. Der Sternenhimmel berührt die Menschen. Jeder, der sich einmal der Nacht aussetzt und in der Dunkelheit unterwegs ist, merkt das an sich selbst. Dieser Blick nach oben in die Weite des Universums, das packt einen.

Schmidt: Reagieren Menschen aus Großstädten, die daheim kaum noch Sterne sehen können, anders auf den Sternenhimmel als Menschen vom Land?

Frank: Tendenziell ja. Wobei die meisten Teilnehmer meiner Sternenwanderungen aus der Region stammen. Auch hier auf dem Land haben sich die Menschen ja vom Sternenhimmel entfremdet. Dennoch haben die Städter eine größere Sehnsucht danach.

Schmidt: Hat das Interesse am Sternenhimmel etwas mit Alter, Geschlecht und Bildungsniveau zu tun?

Frank: Überhaupt nicht. Das geht quer durch alle gesellschaftlichen Gruppen. Das Interesse am Universum steckt im Menschen. Dazu muss man kein Bildungsbürger sein. Was mich immer freut, ist, wenn ich hinterher von Teilnehmern einer Sternenwanderung das Feedback bekomme, dass sie sich von nun an auch weiter mit dem Thema beschäftigen wollen Der Zugang zum Nachthimmel ist ja heute auch ganz einfach geworden. Es gibt viele Bücher, auf YouTube zahlreiche Videos und natürlich Apps. Ich finde es toll, wenn ich Menschen inspirieren kann.

Schmidt: Und vielleicht verändert sich bei dem einen oder anderen auch das Bewusstsein.

Frank: Das hängt absolut zusammen. Ich lege es auch extra so, dass wir am Ende der Sternenwanderung auf eine nicht abgeschirmte Leuchte zulaufen. Zu dem Zeitpunkt haben sich alle Augen an die Dunkelheit gewöhnt, und viele staunen darüber, wie leistungsfähig ihre Augen auch im Dunkeln sind. Und dann ist da auf einmal diese Pilzleuchte, die nach allen Seiten strahlt. Plötzlich sind die Leute völlig geblendet und bekommen eine Ahnung davon, wie es den Tieren der Nacht geht. Spätestens dann werden viele zum Anwalt der Nacht.

Schmidt: Die Faszination für den Sternenhimmel ist offenbar so alt wie die Menschheit.

Frank: Wahrscheinlich sind die Betrachtung des Sternenhimmels und die Ableitungen daraus für Kalender und Navigation die älteste Kulturleistung überhaupt. Am Himmel gibt es ja keine Grenzen. Die Sterne verbinden die Menschen aller Kulturen. Irgendwann haben die Menschen bemerkt – besonders früh offenbar in den Wüstengebieten –, dass die Trocken- und Nassperioden jeweils von bestimmten Sternen begleitet werden. In Zeiten, als man noch keinen Kalender an der Wand hängen hatte, war das ein Marker, und man hat auffällige Sterne zu Bildern zusammengefügt – zum besseren Wiedererkennen. Das half bei der Festlegung von Festen und Ritualen, die für den gesellschaftlichen Zusammenhalt wichtig waren.

Vor allem: Der Himmel in all seiner Pracht ist beständig und vollendet. Zwar ändern sich die Sterne im Jahreslauf, aber im nächsten Jahr sind sie wieder da. Das hat Kontinuität, darauf kann man sich verlassen. Deswegen hat der Nachthimmel aus Sicht der Menschen immer etwas Göttliches, Majestätisches gehabt. Nur wenn etwas vollendet ist, kann es göttlich sein. Auf der Erde ist ja genau das Gegenteil. Immer herrscht Bewegung, Wandel, Murks und Chaos. Sonne, Mond und Planeten folgen einer Periodik, die Vorhersagen und damit Verlässlichkeit erlauben. So ist der Nachthimmel in einer Welt des Wandels das einzig Beständige. Wie wir ihn heute sehen, haben ihn die Menschen vor tausend Jahren auch schon gesehen.

Und deswegen konnte man den Sternenhimmel für ein Kalendarium und zur Navigation nutzen. Das haben die Menschen durch langjährige beharrliche Beobachtung gelernt. Ein gutes Beispiel ist das Sonnenobservatorium in Goseck. Wenn man den Himmel ein Jahr lang beobachtet, hat man einen Datensatz. Aber erst wenn man diese Beobachtungen über mehrere Jahre führt, erkennt man die Regelmäßigkeit.

Schmidt: Im Jahr 2014 erklärte die International Dark-Sky Association (IDA) das UNESCO-Biosphärenreservat Rhön zur Dark Sky Reserve, auf Deutsch »Sternenpark«. Das ist eine besondere Auszeichnung. Sie haben dazu im Vorfeld entscheidende Impulse gegeben und hatten auch bei der Formulierung des umfangreichen Antrags eine Schlüsselrolle. Warum gerade die Rhön?

Frank: Die Rhön hat eine besondere geografische Lage. Sie ist relativ dünn besiedelt. Ich komme aus der Rhön und wusste, schon lange bevor wir es mit Himmelhelligkeitsmessungen bewiesen haben, dass wir hier einen sehr guten natürlichen Nachthimmel haben. Und nicht zuletzt ist die Rhön die Gebietskulisse eines UNESCO-Biosphärenreservats. Dessen Ziele und Aufgaben passen genau zu denen des Sternenparks. Wir haben mit dem Sternenpark die Nacht mit eingebracht – die hatte man vorher nämlich gar nicht so richtig auf dem Schirm.

Schmidt: Bei den Dark Sky Reserves der IDA geht es um den Schutz der Nacht. Die Bewahrung des Sternenhimmels ist zwar nur eines von mehreren Motiven, aber durchaus ein wichtiges. Warum ist es für Sie so wichtig, dass die Menschen in der Nacht mehr als ein paar Dutzend besonders helle Sterne sehen?

Frank: Es ist unser gemeinsames kulturelles Erbe. Ein Naturerlebnis. Warum sollen wir uns damit zufriedengeben, dass man in Städten nur noch ein paar Dutzend Sterne sieht, wenn man doch eigentlich sehr viel mehr Sterne sehen kann? Wo wir das Thema Lichtverschmutzung geregelt bekommen, haben wir als Belohnung den prachtvollen Sternenhimmel. Und der erfreut die Seele. Das ist etwas sehr Heilsames. Es erdet dich und spart einen Haufen Tabletten.

Schmidt: Den Titel »Sternenpark« bekommt eine Region nicht geschenkt. Zum einen müssen die Grundvoraussetzungen stimmen, zum anderen müssen sich die einbezogenen Städte und Gemeinden zu bestimmten Verhaltensweisen verpflichten. Was sind da die Knackpunkte?

Frank: Zunächst bin ich sehr froh darüber, dass die Landräte der ARGE Rhön, der fünf Rhön-Landkreise, sich des Projekts angenommen haben. Auch wenn sie sich der Dimensionen vielleicht anfangs gar nicht so bewusst waren. Der Sternenpark Rhön ist meiner Meinung nach ein besonders demokratisches Projekt. Weil nämlich die Gemeindeparlamente darüber beschließen mussten. Es galt ja, zusammenhängende natürliche Nachtlandschaften vorweisen zu können. Das sind die Kerngebiete. Und dann geht es darum, dass von umliegenden Ortschaften kein oder möglichst wenig Licht in diese Nachtlandschaften strahlt. Das ist das Konzept der Dark Sky Reserves. Wir haben ja in Deutschland keine entsprechenden Gesetze. Weder ist die Kommune verpflichtet zu beleuchten, noch gibt es irgendwelche legitimierten Regeln, wie sie zu beleuchten hat, wenn sie es tut. Es gibt nur eine DIN-Norm, die aber lediglich eine Planungshilfe sein kann.

Wir haben also die Beleuchtungsrichtlinien der IDA ins Deutsche übersetzt und an nationale Vorgaben angepasst. Noch viel wichtiger, als in die Kommunen zu gehen, war es, mit den Energieversorgern zu sprechen, um sie frühzeitig mit ins Boot zu nehmen. Das war nicht reibungsfrei. Dass sich da jetzt plötzlich jemand inhaltlich mit ihrem Thema beschäftigt, was vorher nie der Fall gewesen war. Erschwerend kam hinzu, dass es die Leuchtmittel in der Lichtfarbe, die wir haben wollten, nicht standardmäßig gab. Heute, wenige Jahre später, ist das alles Standard und auch nicht teurer.

Und dann kam noch eines hinzu: In einem Sternenpark basiert ja alles auf Freiwilligkeit. Die Kommunen verpflichten sich freiwillig dazu, zukünftig den Beleuchtungsrichtlinien zu folgen. Da hatte ich erst große Bedenken, ob die Gremien mitziehen würden. Doch das wurde eine wunderschöne Erfahrung für mich. Ich hatte denen nichts versprochen: keine zusätzlichen Touristen, keine großen Einsparungen. Das kann man auch nicht so pauschal. Ich bin einfach bei dem ursprünglichen Thema geblieben: Wir wollen unsere natürlichen Nachtlandschaften bewahren. Das tut niemandem weh, sondern es tut allen gut.

Und ich muss sagen, dass die meisten Bürgermeister das echt verstanden haben. Viele dieser Rhöner Bürgermeister haben eine absolute Naturnähe. Sie haben das Thema aus dem Naturschutz-Blickwinkel verstanden. Hinzu kam: Es waren keine Zusatzkosten damit verbunden, und alles war mit den Energieversorgern abgestimmt. Und deshalb ist es gelungen. Es sprach wohl einfach nichts dagegen.

Schmidt: Aber am Ende geht es ja immer ums Geld. Hat der Schutz der Nacht ein Preisschild? Oder geht es primär wirklich nur um eine veränderte Einstellung zur öffentlichen Beleuchtung?

Frank: Eher Letzteres. Die Beleuchtungsrichtlinien beziehen sich auf die Zukunft. Die Kommune verpflichtet sich, zukünftige Neuinstallationen und Umrüstungen auf der Grundlage der Beleuchtungsrichtlinien umzusetzen.

Das Ganze hatte aber noch einen Nebeneffekt. Der Sternenpark hat dafür gesorgt, dass auch die Themen Runterfahren, geringere Lichtmengen und Abschalten enttabuisiert wurden. Früher hieß es dazu: »Das können wir unseren Bürgern nicht zumuten.« Jetzt ist man stolz, in einem Sternenpark zu liegen. Die Botschaft heißt ja Lichtlenkung, also nichts nach oben, und die Lichtmenge im unteren Bereich der DIN-Norm. Da liegt dann auch Einsparpotenzial. In dieser Hinsicht hat der Sternenpark sehr dazu ermutigt, Entscheidungen zu treffen, die man sonst so nicht gefällt hätte: nachts ab einer bestimmten Zeit das Licht deutlich runterzufahren oder sogar auszuschalten.

Schmidt: Neben den Kommunen gibt es auch viele Gewerbetreibende, die an ihren Gebäuden und auf ihrem Firmengelände Beleuchtungsanlagen betreiben, etwa auf den Parkplätzen oder Außenanlagen. Finden Sie auch bei den Unternehmern eine Bereitschaft, Beleuchtungssysteme zu hinterfragen?

Frank: Ja und nein. Ich muss unumwunden zugeben, dass ich mir hier bei uns im Sternenpark Rhön über die Gewerbe- und Privatbeleuchtung mehr Gedanken mache als über Straßenbeleuchtung. Wir leben in Zeiten, wo man 6000-Kelvin-Strahler beim Discounter für unter zehn Euro bekommt, und immer mehr Leute meinen, sie müssten sich mit Licht gegen Einbrecher schützen. Dabei gibt es für die erhoffte Abschreckung keinen statistischen Beweis.

Aber zurück zu der Frage: Ich kann berichten, dass einige Gewerbetreibende ganz aktiv auf den Sternenpark zukommen und sagen: »Wir wollen beitragen zum Schutz der Nacht.« Da kommen mehrere Motive zusammen. Die Unternehmer wollen für die Beleuchtung weniger Geld ausgeben und rüsten auf LED um. Andererseits ist es für sie aber auch ein Imagegewinn, sagen zu können, dass sie nun verantwortungsvoller mit Licht umgehen, also nachhaltiger beleuchten, indem sie die Leuchten besser ausrichten, weniger Licht einsetzen und ihre Anlagen vor allem intelligent steuern.

So haben es hier bei uns zum Beispiel zwei große Lebensmittelmärkte gemacht. Sie haben wirklich sternparktauglich umgerüstet. Ebenso ein großer Mineralbrunnen, der seinen Standort mitten im Biosphärenreservat Rhön hat. Als sie dort ein neues Lagergebäude bauten, haben die von Anfang an signalisiert: »Wir wollen so wenig Umwelteinwirkung wie möglich – und das auch in Bezug auf Licht.« Das wäre vor dem Sternenpark in die Hose gegangen. Da hätte man gar nicht an die Nacht gedacht und einfach irgendwelche Lampen aufgestellt. Und jetzt versuchen wir, daraus ein Musterprojekt zu machen. Trotzdem ist noch sehr, sehr viel Sensibilisierung nötig.

Schmidt: Und es hat sich ja gezeigt, dass richtig gerichtetes Licht in der richtigen Lichtfarbe und bedarfsgerecht geschaltet nicht bloß der Nacht nützt, sondern den Unternehmen auch noch bares Geld spart.

Frank: Absolut. Ich gebe den Unternehmen ja auch gern Empfehlungen und habe mir sogar eine Musterleuchtenwand zu Demonstrationszwecken bauen lassen. Auch gebe ich Tipps in puncto Sicherheit. Mit hellem Licht bereiten wir den Einbrechern schön den Weg. Die müssen ja auch was sehen und brauchen gar nicht erst eine verdächtige Taschenlampe einzuschalten. Die Polizei empfiehlt daher etwas ganz anderes. Eher innen Licht zu machen und das auch mal zu wechseln, um vorzugaukeln, dass jemand im Gebäude ist. Denn eingebrochen wird in Firmen, wenn niemand da ist.

In einem anderen Fall ging es um ein ganz neues Gewerbegebiet. Da gab es frühzeitig Gespräche. Und jetzt haben die sehr viel weniger Licht eingesetzt, als sie es ursprünglich vorhatten. Und nach einiger Zeit kam dann der Besitzer eines dort ansässigen Autohauses auf mich zu und sagte, er habe gemerkt, dass er bestimmte Leuchten eigentlich gar nicht braucht. Viele Bauherren lassen sich auch etwas aufschwatzen. Da informieren und sensibilisieren wir. Zum Beispiel auch zum Thema Blendung. Achten Sie einmal darauf, wie oft Sie von zu hellem Licht geblendet werden. Das ist eine Gefahr für die Sicherheit. Denn da wird alles rundherum schwarz. Und dann kracht's.

Wenn ich aber ein niedriges Beleuchtungsniveau fahre, kann ich auch noch die tolle Leistungsfähigkeit unserer Augen einsetzen. Dann habe ich einen richtig guten Nutzen in alle Richtungen: Ich bin selber Herr der Lage. Der Schutz der Nacht ist gewahrt. Und ich spare bares Geld.

Schmidt: Den Sternenpark Rhön gibt es nun bereits seit zwei Jahren. Hat sich all die Arbeit gelohnt? Kommen Sie beim Schutz der Nacht voran?

Frank: Es hat sich so was von gelohnt! Viele Rhöner sehen den Sternenpark als einen Gewinn an Lebensqualität. Mich motiviert neben dem Sternenhimmel hauptsächlich der Schutz der Nacht. Das ist eine positive Botschaft, die bei vielen Menschen ankommt. Wenn ich sehe, wie deutschlandweit die Resonanz ist, von Einzelpersonen, Bildungsträgern und Regionen, die mehr wissen wollen. Es gibt bereits etliche Nachahmer, obwohl mir da manchmal die Motivation nicht ganz geheuer ist.

Wir wollen die inhaltlichen Angebote im Sternenpark Rhön noch stärker weiterentwickeln: Jetzt haben wir damit begonnen, die Umweltbildung in den Kindergarten zu bringen. Die Kinder müssen die Zusammenhänge von klein auf verstehen: »Ja, auch die Nacht ist ein Lebensraum.«

So geht vom Sternenpark Rhön in Sachen Schutz der Nacht eine Strahlkraft aus. Wir dürfen ja nicht vergessen: Verantwortungsvolle Beleuchtung muss auch und gerade dahin, wo viele Menschen leben – in die Städte. Man weiß jetzt ja, was für fatale Folgen die Lichtverschmutzung für die Umwelt und auch für den Menschen hat. Wir haben nun einmal diesen zirkadianen Rhythmus. Und im Sternenpark Rhön zeigen wir ja, dass es geht. Dass sich Licht und der Schutz der Nacht nicht gegenseitig ausschließen.

Insofern haben wir eine Vorbildfunktion. Wir geben Impulse, auch über die Grenzen des Sternenparks hinaus. Das sehen wir zum Beispiel an Fulda. Dort hat der lokale Energieversorger in der Stadt und in seinem weiteren Versorgungsgebiet bereits an vielen Stellen das umgesetzt, was den Beleuchtungsempfehlungen im Sternenpark entspricht. Und genau das ist die Message: Unsere Empfehlungen zur Reduzierung der Lichtverschmutzung können allerorts umgesetzt werden. Gerade dort, wo viele Menschen leben, ist das auch sehr wichtig. So ziehen der Sternenpark und der Schutz der Nacht Kreise.

Schmidt: Vielen Dank für das Gespräch, Frau Frank.

Lokaltermine: Kunstlicht »unter der Lupe«

In den vorausgegangenen Kapiteln haben sich unsere Sinne allmählich an die Finsternis gewöhnt. Wir haben Aspekte der Dunkelheit entdeckt oder uns wieder bewusst gemacht, die teils im Verborgenen lagen oder in den Hintergrund gedrängt worden waren. Dass nämlich die natürliche Nacht das Leben auf der Erde seit Jahrmillionen entscheidend prägt, somit wichtig ist für das Gleichgewicht in der Natur und unsere Gesundheit – und dass sie uns zutiefst berühren und inspirieren kann.

Der massive und immer weiter um sich greifende, oft auch unnötige Einsatz von künstlichem Licht, der vielerorts schon die Nacht zum Tag hat werden lassen, gibt vor diesem Hintergrund Anlass zur Sorge.

In das Problem der zunehmenden Lichtverschmutzung sind mehrere Bereiche unserer Gesellschaft involviert. Da ist zunächst die kommunale Ebene. Schließlich sind die Städte und Gemeinden die Auftraggeber und/oder Betreiber der öffentlichen Beleuchtung und damit für den zweifellos größten Anteil des künstlichen Lichts in unserem Land verantwortlich, in wesentlich geringerem Maße auch die Kirchen. Es folgen Gewerbe und Handel. In deren Verantwortung liegt die Außenbeleuchtung von Geschäften, Firmengebäuden, Geländen und Parkplätzen, einschließlich aller Leuchtreklamen. Das summiert sich. Als Drittes geht es um den Privatbereich, der den öffentlichen Raum ebenfalls oft unnötig erhellt: die durchgehend brennende Leuchte an der Haustür oder Hofeinfahrt, auf der Terrasse und in zunehmendem Maße das Licht im Garten. Im Meer der Lichtverschmutzung mögen das alles zwar nur Tropfen sein, es sind deren

aber unzählige – und sie werden vor allem auch durch die kosten-
günstige LED-Technik immer zahlreicher und immer heller.

Wichtige lichttechnische Begriffe

Lichtstrom: Der Lichtstrom ist die gesamte von einer Lichtquelle in
alle Richtungen abgestrahlte Lichtleistung, er wird in Lumen (lm) gemessen. Eine 100-Watt-Glühlampe liefert circa 1400 Lumen.

Lichtstärke: Die Lichtstärke ist der in einen bestimmten Raumwinkel-
bereich gesendete Lichtstrom, die Einheit ist Candela (cd), was
»Kerze« bedeutet. Der Name kommt daher, dass eine Kerze typischerweise eine Lichtstärke von 1 Candela oder 1 Lumen pro Quadratmeter hat. Die 100-Watt-Glühlampe liefert circa 110 Candela.

Lichtfarbe und Farbtemperatur: Die Lichtfarbe kann durch die
äquivalente Farbtemperatur (cct für *correlated color temperature*)
beschrieben werden, wobei die Temperatur in Kelvin (K) angegeben wird. Farbtemperaturen unter 3300 Kelvin sind warmweiß,
3300 bis 5000 Kelvin werden als neutralweiß und solche über
5000 Kelvin als kaltweiß bezeichnet.

Leuchtdichte: Die Leuchtdichte ist die lichttechnische Größe, die
das Auge wahrnimmt (»Helligkeit«). Gemessen wird sie in Candela
pro Quadratmeter (cd/m^2).

Beleuchtungsstärke: Die Beleuchtungsstärke ist die Lichtmenge, die
auf ein zu beleuchtendes Objekt fällt, sie wird in Lux (lx) gemessen.
Die 100-Watt-Glühlampe liefert in 1 Meter Entfernung eine Beleuchtungsstärke von 225 Lux, in 50 Meter Entfernung von 0,1 Lux.[195]

Kommunen

Die Städte und Gemeinden gehen in der Regel Kooperationen mit
den lokalen oder regionalen Energieversorgern ein. Mit gutem
Grund suchen daher Wegbereiter einer optimierten öffentlichen Be-

leuchtung stets zunächst den Kontakt mit den Kommunen und ihren technischen Partnern. Sind einmal die Verantwortungsträger von der Notwendigkeit und Praktikabilität der vorgeschlagenen Maßnahmen überzeugt, lässt sich viel erreichen: manches sofort, anderes zumindest mittelfristig.

Eine Kommune, die ihre öffentliche Beleuchtung auf den Prüfstand stellt und bereit ist nachzubessern, muss nicht etwa viel Geld dafür ausgeben. Das Standardargument zur Verhinderung von Fortschritten »Klingt ja gut, können wir uns aber leider nicht leisten« zieht in diesem Fall nicht. Selbst die Beleuchtungsempfehlungen für den Sternenpark Rhön, in dem strengere Maßstäbe angelegt werden, stellten für handlungsbereite Kommunen keine große Hürde dar.

Kleine Schritte haben dabei eine große Wirkung. Im Wesentlichen geht es um sechs Punkte:

1. *Klärung der Notwendigkeit:* Muss überhaupt beleuchtet werden?
2. *Lichtlenkung:* Man sollte nur voll abgeschirmte Leuchten wählen.
3. *Lichtqualität und -farbe:* 2000 bis maximal 3000 Kelvin.
4. *Lichtmenge:* Man sollte die geringsten Lichtstärkeklassen verwenden.
5. *Leuchtdauer:* Die Beleuchtung sollte zeitlich nach Bedarf orientiert sein.
6. *Anstrahlungen:* Die Leuchtdichte sollte maximal 2 Candela pro Quadratmeter betragen.

Öffentliche Leuchten werden ohnehin regelmäßig gewartet. In bestimmten Abständen müssen die Leuchtmittel ausgetauscht werden und in großen Abständen auch die Leuchten selbst. Eine Kommune, die Wert darauf legt, ihre öffentliche Beleuchtung nachtgerechter zu machen, kann ihre Optimierungsmaßnahmen also im Zuge der ohnehin anfallenden Arbeiten sukzessive umsetzen. Statt einer kaltweißen Lampe wird dann zukünftig eine wärmere genommen. Wo ohnehin neue Leuchten aufgestellt werden müssen, nimmt man von

Anfang an eine nach oben gut abgeschirmte und verhindert damit, dass Licht zum Himmel hin abstrahlt.

Wenn auch die Optimierung der Hardware Zeit erfordert, so lässt sich die Software, die Taktung des öffentlichen Lichts, kurzfristig verbessern. Dabei stellen sich folgende Fragen: Müssen auch spät in der Nacht alle Leuchten angestellt sein, oder reicht es, wenn es nur jede zweite ist? Kann in den Kernstunden der Nacht in bestimmten Bereichen ganz auf öffentliches Licht verzichtet werden?

Die Erfahrung in Ortschaften, die den Mut hatten, ihre öffentliche Beleuchtung innerhalb bestimmter Zeitfenster herunterzufahren, ist ermutigend: Es geht! Die meisten Bürgerinnen und Bürger gewöhnen sich daran. Es kommt nicht zu mehr Unfällen als zuvor, und die Reduzierung hat auch keinen Einfluss auf die öffentliche Sicherheit.

Die einzige nennenswerte Hürde ist deshalb die Macht der Gewohnheit: die fehlende Bereitschaft, etwas, was man immer schon so gehandhabt hat, zu verändern. Deshalb ist die Art und Weise, wie mit dem öffentlichen Licht umgegangen wird, auch ein Gradmesser der Offenheit, Flexibilität und Lernfähigkeit einer Kommune und ihrer Gremien. Das wiederum sind Faktoren, die auf das Image einzahlen. Engagement für die Umwelt – in diesem Fall die Nacht – ist auch ein Standortfaktor.

Checkliste für Komunen: Haben wir ein zeitgemäßes Beleuchtungskonzept?

- Als Erstes sollte man eine Bestandsaufnahme machen: Wie viele Leuchten hat die Kommune? Welche Leuchtenmodelle werden eingesetzt: Sind die Leuchten voll abgeschirmt (geschlossener Lampenkörper), damit keine Insekten eindringen können, und ist der Lichtkegel nach unten gerichtet? Welche Leuchtmittel (Art und Anschlusswerte) werden verwendet?
- Gibt es ein »Leuchtenkataster«?
- Gibt es einen Masterplan für die zukünftige Beleuchtung?

- Welche Beleuchtungsinstallationen hat die Kommune neben der öffentlichen Straßenbeleuchtung (Illumination von Fassaden/Sehenswürdigkeiten, Sportanlagen und so weiter)?
- Wo lässt sich die Beleuchtung ohne große Einschränkungen für die Bürger reduzieren?
- Hat die Kommune Pläne, die Beleuchtung zukünftig umzustellen?

Das »himmlische Licht« der Kirchen

»Wir können heute unsere Städte so grell erleuchten, dass die Sterne des Himmels nicht mehr sichtbar sind. Ist das nicht ein Bild für die Problematik unserer Aufgeklärtheit?«

Papst Benedikt XVI.[196]

Vielerorts in Deutschland werden am Abend und oftmals die ganze Nacht Kirchen angestrahlt. Das ist gerade in ansonsten eher wenig beleuchteten ländlichen Ortschaften lokal ein Störfaktor. Die Dorfkirche, von deren Hof aus starke, schlecht gerichtete Scheinwerfer ihre Strahlen in den Himmel senden (häufig am Gebäude und vor allem am Turm vorbei), hat in ihrem unmittelbaren Umfeld eine ähnliche Wirkung wie der Leuchtturm auf See.

Damit tut sich ein Widerspruch auf: Zum einen sind gerade (alte) Kirchen Landmarken und attraktive Sehenswürdigkeiten. Für viele Menschen sind die Gotteshäuser zudem Identifikationspunkte, an denen sie sich erfreuen. Der Anblick der illuminierten Kirche ist für diese Betrachter ein leuchtender Fels in der Nacht, der ihnen Halt gibt. Zum anderen sind die vielen Kirchenbeleuchtungen nach allem, was wir inzwischen wissen, nicht mehr zeitgemäß. Durch eine Optimierung der Leuchten und Leuchtmittel sowie eine zeitliche Begrenzung der Illuminierung lässt sich das korrigieren. Schließlich kann es nicht im Sinne der Kirchengemeinde sein, ökologischen Schaden anzurichten, etwa indem ausgerechnet ein Gotteshaus Vögel von ihrer

Route abbringt, Fledermäusen die Behausung nimmt oder massenweise Insekten eliminiert.

Umweltorientierte kirchliche Vordenker sehen das ähnlich. So empfiehlt etwa das Bistum Fulda den Kirchengemeinden der Diözese, das Anstrahlen der Kirchen auf den Zeitraum bis 22.00 Uhr zu begrenzen. Das ist vorbildlich, aber noch kein allgemeiner Standard.

Das Thema Beleuchtung kommt jedenfalls in der ökumenischen Handreichung *Biodiversität und Kirchen – eine Empfehlung der kirchlichen Umweltbeauftragten*[197] aus dem Jahr 2013 noch nicht vor. Das ist verwunderlich, weil die Handreichung ansonsten eine Fülle von Empfehlungen enthält, die aus Sicht des Artenschutzes begrüßenswert sind. Hierzu gehört der Hinweis, die Gemeinden mögen Fledermäusen, Turmfalken, Schleiereulen, Dohlen und so weiter den Zugang zu Dachstühlen und Kirchtürmen ermöglichen.

Dass die Kirchen durchaus auf einem guten Weg sind, macht unter anderem folgendes Zitat aus der Einführung zu der genannten Handreichung deutlich:

»Die Ehrfurcht vor dem Leben ist … eine ganz wichtige Grundhaltung. In der gemeinsamen Erklärung des Rates der Evangelischen Kirche in Deutschland und der Deutschen Bischofskonferenz Verantwortung wahrnehmen für die Schöpfung aus dem Jahre 1985 steht dazu: ›… nicht allein menschliches, sondern auch tierisches und pflanzliches Leben verdienen Wertschätzung, Achtung und Schutz. Die Ehrfurcht vor dem Leben setzt voraus, dass Leben ein Wert ist und dass es darum eine sittliche Aufgabe ist, diesen Wert zu erhalten.‹ So ist der Schutz der biologischen Vielfalt nicht nur eine gesellschaftliche und politische Aufgabe, sie fordert auch gerade die Kirchen heraus, eine Wertedebatte zu führen über das, was zu oft als bloße ›Verfügungsmasse‹ betrachtet wird. Insbesondere aber können die Kirchen im Hinblick auf ihren Landbesitz und eigene Gebäude als engagierte Schützer und Multiplikatoren tätig sein.«[198]

Und in der Enzyklika *Laudatio si'* von Papst Franziskus vom 24. Mai 2015 heißt es:

> *»Jedes Jahr verschwinden Tausende Pflanzen- und Tierarten, die wir nicht mehr kennen können, die unsere Kinder nicht mehr sehen können, verloren für immer. Die weitaus größte Mehrheit stirbt aus Gründen aus, die mit irgendeinem menschlichen Tun zusammenhängen. Unseretwegen können bereits Tausende Arten nicht mehr mit ihrer Existenz Gott verherrlichen, noch uns ihre Botschaft vermitteln. Dazu haben wir kein Recht.«*[199]

Checkliste für Kirchengemeinden:
Wie zeitgemäß ist unsere Kirchenbeleuchtung?

- Sind die eingesetzten Scheinwerfer optimal ausgerichtet, um möglichst wenig Streulicht zu verursachen? Konkret: Wird primär die Kirche angestrahlt oder unnötigerweise auch der Himmel?
- Lassen sich an den Scheinwerfern Blenden oder andere Vorrichtungen anbringen, um das Streulicht zu reduzieren?
- Welche Lichtfarbe haben die Leuchtmittel?
- Ist die Außenbeleuchtung mit einer Zeitschaltuhr getaktet und damit programmierbar?
- Wie lange ist die abendliche/nächtliche Beleuchtung des Gebäudes wirklich sinnvoll? Empfehlung: Abschaltung nach 22.00 Uhr. Als Kompromiss könnte auch nur das Portal angestrahlt werden.

Handel und Gewerbe

Unternehmen beleuchten ihre Gebäude, um Präsenz zu demonstrieren, sie setzen Leuchtreklame ein und verfügen in vielen Fällen über erhellte Parkplätze und Außenflächen. Nicht selten strahlen die Gebäude und Außenbereiche die ganze Nacht über, auch zu Zeiten, wo dies von kaum jemandem wahrgenommen wird. Wer einen Blick für die Qualität der Beleuchtung entwickelt, erkennt schnell, wie viel hier im Argen liegt. Gerade in den urbanen Gebieten trägt das gewerbliche »Leuchtfeuer« wesentlich zur Lichtglocke über unseren Städten bei. Für viele gilt eine strahlende Skyline als Inbegriff der Modernität. Diese Einstellung könnte sich in den nächsten Jahren wandeln. So reift auch bei fortschrittlichen Unternehmern die Bereitschaft, die Außenbeleuchtung auf den Prüfstand zu stellen, denn für immer mehr Menschen – und Kunden – wird der Schutz der Nacht ein erstrebenswertes Ziel.

Checkliste für Handel und Gewerbe:
In welchem Umfang trägt unser Unternehmen zum Lichtsmog bei?

- Ist die Werbebeleuchtung zu hell? Überstrahlungen machen die Werbebotschaft oft unerkennbar.
- Wie sind die Flächen der Werbebeleuchtung beschaffen? Große helle Werbeflächen sollten vermieden werden. Sie sollten möglichst dunkle Hintergründe haben.
- Wohin strahlt das Außenlicht? Die Außenbeleuchtung (zum Beispiel auf Parkplätzen) sollte voll abgeschirmt sein, wobei der Lichtkegel nach unten gerichtet ist.
- Welche Farbe hat das Licht? Setzen Sie Leuchtmittel mit geringen Blauanteilen (warmweiße Lichtfarbe) ein.
- Sind die Leuchten sinnvoll getaktet? Die Beleuchtung sollte außerhalb der Geschäftszeiten reduziert oder abgeschaltet werden – besonders dadurch kann der Energieverbrauch wesentlich minimiert werden.
- Man sollte nicht einfach Leuchtstoffröhren installieren, sondern darauf achten, dass sie in ein Gehäuse montiert werden, welches das Licht lenkt.

Apropos: Wie auch im Gespräch mit Sabine Frank (siehe dort) deutlich wurde, freuen sich Einbrecher über Licht. Entgegen der landläufigen Annahme sind nicht beleuchtete Gebäude für Kriminelle weniger attraktiv. Die ungebetenen Gäste brauchen auch Licht. Sich mit Taschenlampen zu bewegen ist weitaus auffälliger, als seelenruhig über ein hell erleuchtetes Gelände zu gehen. Experten weisen darauf hin, dass nicht die helle Außenbeleuchtung Eindringlinge abschreckt, sondern eine wechselnde Innenbeleuchtung. Dies suggeriert, dass jemand im Gebäude ist. Eine Außenbeleuchtung erhöht also nicht automatisch den Schutz vor Einbrechern. Dies gilt natürlich nicht nur für gewerblich genutzte Baulichkeiten, sondern gleichermaßen auch für privat genutzte Häuser.

Hausbesitzer

Nahezu neben jeder Haustür gibt es eine Außenbeleuchtung. Oft auch im Hof, als Hinweis auf Stufen und an der Garage. Auf der Terrasse gibt es Licht, und zunehmend werden auch Gartenwege beleuchtet. Nicht selten baden stolze Hausbesitzer zudem besonders attraktive Pflanzen oder Pflanzengruppen in Licht. Bei geschätzten fünfzehn Millionen Privathäusern kommt da in Deutschlands Nächten einiges zusammen.

Niemand fragt nach der Güte dieses privaten Außenlichts. Jeder kann sein Grundstück erhellen, wie es ihm gefällt, und kaum jemand macht sich Gedanken darüber. Denn wenn das so wäre, würden viele Leuchten anders aussehen, und etliche wären wahrscheinlich gar nicht erst da. Wer braucht schon wirklich Licht im Garten, außer vielleicht in den zwei Minuten auf dem Weg zum Komposthaufen und zurück?

Palettenweise und zu Spottpreisen werden in den Baumärkten und bei Discountern Kugelleuchten angeboten, die in der öffentlichen Beleuchtung vernünftigerweise nach und nach verschwinden. Bedenklich ist in diesem Zusammenhang auch der Nachahmungseffekt. Wird irgendwo ein Garten durch solche Leuchten »verschönert«, dauert es häufig nicht lange, bis die Nachbarn nachziehen.

Mag sein, dass die Wirkung des privaten Lichts in der Dunstglocke über einer Stadt im Vergleich zum kommunalen und gewerblichen Licht messtechnisch gering ist. Man kann jedoch auch jedes Privatgrundstück, vor allem wenn es über grüne Bereiche verfügt, als ein eigenes kleines Biotop betrachten. Für viele Biologen sind artenreiche Privatgärten Refugien, vor allem in urbanen Gebieten. Manche Tiere ziehen sich hierhin zurück. Wo sind denn in der Stadt die Singvögel, die Igel, die Schmetterlinge und oftmals auch die Fledermäuse? In Grünanlagen und Gärten. Falsche Beleuchtung – also Licht, das blendet, in alle Richtungen abstrahlt und das vielleicht noch mit hohem Blauanteil – ist hier ein Störfaktor mit den beschriebenen Auswirkungen. Wer das einmal erkannt hat, kann die wenigen Lichtquellen, auf die er oder sie direkten Zugriff hat, leicht optimieren.

Checkliste für Hausbesitzer:
Ist meine Außenbeleuchtung angemessen?

- Ist die derzeitige Außenbeleuchtung wirklich notwendig?
- Wie sind die Leuchten beschaffen? Strahlen sie in alle Richtungen, und blenden sie? Oder erreichen sie gezielt das, was beleuchtet werden soll? Der Lichtkegel sollte immer nach unten gerichtet sein. Und der Lampenkörper sollte möglichst komplett geschlossen sein.
- Welche Farbe hat das Licht? Kalt- oder neutralweißes Licht mit hohem UV-Anteil ist ein No-Go. Die Farbtemperatur, die inzwischen auf den Leuchtmitteln angegeben werden muss, sollte niedriger als 3000 Kelvin sein. Denn langwelliges Licht lockt weniger Insekten an. Bei Leuchtmitteln (egal, ob LED oder Kompaktleuchtstofflampe – oft unsinnigerweise »Energiesparlampe« genannt) sollten Sie immer den Farbton »warmweiß« verwenden.

- Hat die Beleuchtung einen Bewegungssensor? Wie ist der Sensor ausgerichtet? Wie ist er getaktet, und wie lange bleibt er nachts an? Lassen sich eventuell die Leuchtzeiten verkürzen und der Einzugsbereich durch eine tiefere Anbringung reduzieren?
- Wie ist der Scheinwerfer gerichtet? Leuchtet er auch in Sträucher und Hecken? Auf die Beleuchtung von Wänden, Objekten und Pflanzen sollte verzichtet werden.

»Unser Hauptgegenspieler
ist die Unwissenheit«

Im Gespräch mit Dr.-Ing. Matthias Engel

Dr.-Ing. Matthias Engel ist seit Abschluss seiner Promotion an der Universität Stuttgart als Entwicklungsingenieur bei einem internationalen Technologiekonzern in Süddeutschland tätig. 2011 gründete er das Projekt »Sternenpark Schwäbische Alb«, das sich für den Erhalt des prachtvollen Sternenhimmels auf der Alb und für umweltgerechte Beleuchtung einsetzt. Neben der Gesamtorganisation hat er sich auf das Thema Lichttechnik spezialisiert. Die ehrenamtliche und unabhängige Initiative wurde mit dem Umweltpreis 2012 des Landkreises und der Kreissparkasse Reutlingen ausgezeichnet. 2014 erreichte Engels Beitrag »Zielgerichtet beleuchten« den dritten Preis beim bundesweiten Energiewende-Wettbewerb der Sparkassen.

Schmidt: Kann in der Nacht eigentlich jeder – ob Bürger, Gewerbebetrieb oder Unternehmen – auf seinem Gelände so viel Licht erzeugen, wie er will? In Deutschland und der Europäischen Union ist doch (fast) alles detailliert geregelt. Gibt es Vorschriften, welche die Art und Intensität der Beleuchtung begrenzen?

Engel: Nach dem Bundes-Immissionsschutzgesetz gehört Licht zu den Emissionen. Bei den Grenzwerten, beispielsweise beim Licht, das durch die Fenster einer Wohnung strahlt, ist die Straßenbeleuchtung aber explizit ausgenommen. In manchen Bundesländern gibt es weitere Gesetze, zum Beispiel das Naturschutzgesetz in Baden-Württemberg, das Himmelsstrahler in der Vogelzugzeit untersagt. Über das Nachbarschaftsrecht lässt sich manch störende Beleuchtung vermeiden, doch oftmals führt auch schon ein freundliches Gespräch weiter.

Schmidt: Ein Extrembeispiel: Der Hausherr eines Hochhauses in einer Großstadt will sein Gebäude spektakulär illuminieren. Muss ihm dies jemand genehmigen und, wenn ja, wer?

Engel: Nach den Hinweisen zur Messung und Beurteilung von Lichtimmissionen, beschlossen vom Länderausschuss für Immissionsschutz, darf der Lichteintrag in den Fenstern der Nachbarschaft nicht mehr als 1 Lux betragen. Auch naturschutzrechtliche und baurechtliche Aspekte spielen eine Rolle. Eine Pauschalaussage lässt sich hier leider nicht treffen.

Schmidt: Hier möchten wir doch noch einmal nachhaken. Bei einem Bauvorhaben, das die Existenz gefährdeter Arten auf dem Baugrundstück berührt, muss der Bauherr den Nachweis erbringen, dass er eine naturverträgliche Lösung findet, die im Zweifel viel Geld kostet. Fragt beim Aufstellen starker Scheinwerfer oder weithin sichtbarer Illuminationen jemand danach, ob und in welchem Umfang das Licht zum Beispiel Vögel und Insekten beeinträchtigt?

Engel: Hier müssen Bauämter, Naturschutz- und Umweltbehörden aktiv werden. Doch meist wird Licht nicht als Umweltproblem wahrgenommen, sondern gilt als urban und modern. Wer mit Insekten und Zugvögeln daherkommt, gilt schnell als Fortschrittsverweigerer. Fledermäuse und andere geschützte Arten sind hingegen schon ein stärkeres Argument, doch bei einer naturschutzrechtlichen Prüfung müssen alle Arten berücksichtigt werden!

Schmidt: Heißt das im Klartext, man kann in Deutschland mit starken Lichtquellen so viele nachtaktive Tiere stören oder »abschießen«, wie man will?

Engel: Das Tierschutzgesetz schützt Wirbeltiere, keine Insekten. Rechtlich gesehen wäre das Stören oder »Abschießen« von Insekten kein Problem, in der öffentlichen Wahrnehmung hingegen schon, wenn ein »übliches« Maß überschritten wird. Bei Zugvögeln dürfte die Sensibilisierung schon höher sein. Hier wird sich kein Gebäudebetreiber erlauben können, dass unzählige Vögel mit seinen Fassaden kollidieren, schon allein wegen der öffentlichen Wahrnehmung.

Schmidt: Kommen wir zu den Kommunen (Städte und Gemeinden), die in der Summe in Deutschland ja wahrscheinlich die meisten Leuchten betreiben. Worauf beziehen die sich bei ihrer Beleuchtungsplanung? Gibt es für Kommunen eine gesetzliche Pflicht zur Beleuchtung, oder übernehmen sie diese Aufgabe aus eigenem Antrieb?

Engel: Die Planung erfolgt oftmals auf Basis der DIN EN 13201. Doch diese Norm ist lediglich eine Empfehlung, kein Gesetz. Es gibt in den meisten Bundesländern keine generelle Beleuchtungspflicht, sondern nur eine Straßenverkehrssicherungspflicht. Doch beleuchten die meisten Gemeinden ihre Straßen, weil es einfach dazugehört, eine Errungenschaft war und ein Wohl für die Bürger ist. Gegen eine Beleuchtung hat ja auch niemand etwas, solange sie in Maßen erfolgt.

Schmidt: Halten Sie die bestehenden DIN-Werte vor dem Hintergrund all dessen, was man inzwischen über das Thema »Lichtsmog« weiß, für noch zeitgemäß? Oder sehen Sie Optimierungsbedarf?

Engel: Die Vermeidung von Lichtverschmutzung sollte unbedingt den Weg in die DIN finden. Darin spielt das Thema bislang kaum eine Rolle. Auch scheint mir das Beleuchtungsniveau allgemein zu hoch angesetzt.

Schmidt: Ist die Problematik der Lichtverschmutzung Ihrer Einschätzung nach bereits bei den kommunalen Entscheidungsträgern angekommen? Sind unsere Kommunalpolitiker in diesem Punkt lernfähig?

Engel: Hier gibt es noch viel Informationsbedarf. Vielen Entscheidungsträgern ist die Problematik der Lichtverschmutzung nicht bekannt, oder sie wissen nicht, wie man sie richtig vermeidet. Manche halten sie auch einfach für ein unnötiges Öko-Thema. Der Blick geht leider zu sehr auf die reine Energieeffizienz. Gerade in kleinen Gemeinden fehlt auch das nötige Fachwissen zur Lichttechnik. Da wird gebaut, was der Planer sagt, oder einfach gebaut, wie man das »schon immer gemacht hat«. Wenn der Planer das Thema »Lichtverschmutzung« nicht kennt, verfolgt oder gar bewusst ignoriert, dann sieht die Beleuchtung anschließend entsprechend aus. Gesetze zur Reduktion der Lichtverschmutzung gibt es eben leider nicht.

Schmidt: Wie beurteilen Sie in unserem Zusammenhang die LED-Technik? Die nächtliche Beleuchtung wird immer günstiger. Licht zu sparen zahlt sich längst nicht mehr so aus wie früher. Führt das zu einem Rebound-Effekt, also dazu, dass jetzt (noch) mehr beleuchtet wird?

Engel: Die LED-Technik bietet zum einen die Möglichkeit, Licht zielgerichteter einzusetzen, zum anderen sinken damit die Kosten für Licht, was zu mehr und hellerer Beleuchtung führen kann. Also der klassische Rebound-Effekt. Viele Gemeinden wollen auch die Nachtabschaltung abschaffen, da die Einsparungen dank LED geringer werden und Licht ja nun günstiger ist. Doch das ist der falsche Weg. Man sollte keinen unnötigen Mehrverbrauch erzeugen, nur weil man nun ein sparsameres Leuchtmittel hat.

Schmidt: In einigen Bundesländern gibt es inzwischen Förderprogramme der Landesregierung zur LED-Umstellung, um den Kommunen beim Sparen zu helfen. Ist in diesen Programmen auch an den Schutz der Nacht gedacht?

Engel: In vielen Förderprogrammen spielt der Schutz der Nacht leider keine Rolle. Dabei könnte man hier so viel tun: Nur voll abgeschirmte Leuchten mit warmweißer Lichtfarbe fördern! Beim »Klimaschutz-Plus«-Programm in Baden-Württemberg wurden immerhin nur voll abgeschirmte Leuchten gefördert. Ob das auch in allen Fällen eingehalten wurde, ist natürlich zu prüfen.

Schmidt: Müssen wir uns darauf einstellen, dass der Siegeszug der LED-Technik das Problem des Lichtsmogs um eine Eskalationsstufe höherschraubt?

Engel: Das ist durchaus denkbar und schon zu beobachten. Andererseits bieten die verbesserte Lichtlenkung und die Dimmbarkeit durchaus viele Chancen für eine Reduzierung der Lichtverschmutzung.

Schmidt: Das übliche LED-Licht hat einen hohen Blauanteil. Genau das ist im Kontext »Schutz der Nacht« nicht erwünscht. Es gibt offenbar aber auch Möglichkeiten, die Lichtfarbe von LED-Leuchten zu optimieren. Die RhönEnergie Fulda beispielsweise geht ja bereits diesen Weg.

Engel: Energieeffizienz sollte nicht auf Kosten von Mensch, Natur und Umwelt gehen. Hier sollte der derzeit noch geringe Mehrverbrauch für warmweiße Beleuchtung in Kauf genommen werden, anstatt mit etwas effizienterem neutral- und kaltweißem Licht für Probleme zu sorgen.

Schmidt: Im Bereich der Lichttechnik hat sich in der jüngeren Vergangenheit viel getan. Sind wir heute weiter als 1990?

Engel: In der Lichttechnik ja, beim Umgang mit dem Thema Lichtverschmutzung leider nein.

Schmidt: Hat schon einmal jemand den Versuch unternommen, die Schäden der Lichtverschmutzung – etwa für Volksgesundheit oder Ökologie – zu quantifizieren?

Engel: In kleinerem Umfang und in Teilbereichen ist dies erfolgt, doch eine umfassende Studie ist mir nicht bekannt. Erste Untersuchungen gibt es in der Schriftenreihe »Verlust der Nacht«. Hier hat man die Kosten und externen Effekte des künstlichen Lichts sowie Ansätze der ökonomischen Bewertung aufgestellt.

Schmidt: Eine Begründung für Beleuchtung im öffentlichen Raum – etwa in Wohnstraßen – ist die Sicherheit. Es wird unterstellt, dass Licht der Kriminalität vorbeugt. Dies wird inzwischen von einigen Seiten angezweifelt. Wie sehen Sie das?

Engel: Dunkelheit an sich ist nicht böse. Die Gefahr ist der Mensch und sein Verhalten. Eine Pauschalaussage lässt sich dazu sicher nicht treffen, doch zahlreiche Studien zeigen keinen Zusammenhang zwischen Beleuchtung und Kriminalität.

Schmidt: In ähnlicher Weise sind viele Laien der Meinung, je heller die Straßen beleuchtet seien, desto höher sei die Verkehrssicherheit. Ist das so?

Engel: Mehr Licht als nötig bringt nichts. Zu viel Licht sorgt sogar für Blendung und wird damit zum Sicherheitsrisiko. Unsere Augen haben einen großen Empfindlichkeitsbereich und sehen auch bei wenig Licht gut. Doch Blendung und große Hell-Dunkel-Unterschiede machen uns Probleme.

Schmidt: Wer hat beim Schutz der Nacht die Schlüsselrolle? Wer hat die Macht und Möglichkeiten, Lösungen durchzusetzen?

Engel: Die Erkenntnisse zur Auswirkung von Lichtverschmutzung werden in der Forschung gewonnen, zum Beispiel beim Projekt »Verlust der Nacht«. Sie müssen aber auch den Weg in die Anwendung finden und dort durchgesetzt werden. Wenn eigentlich klar ist, dass kein Licht nach oben in den Nachthimmel gelenkt werden sollte und dass Licht mit geringen Blauanteilen weniger belastend ist, dann sollte dies beispielsweise auch in den Förderbedingungen explizit verlangt werden. Viele Förderbedingungen sind allein auf die Energieeffizienz ausgerichtet und stellen keine Forderungen zum Schutz der Nacht.

Hier sind ganz klar die Umweltministerien gefragt, die für umweltgerechte, verantwortungsvolle Lichtnutzung sensibilisieren und diese langfristig auch durchsetzen müssen. Allein auf Freiwilligkeit und Einsicht zu hoffen klappt bei dieser Umweltproblematik nicht, da sie nicht so offensichtlich ist wie Wasser- und Luftverschmutzung.

Wichtig wäre auch, dass die Vermeidung von Lichtverschmutzung den Weg in die Normen findet. Doch hier reden auch noch andere mit, die kein Interesse daran haben, dass nur noch voll abgeschirmte Leuchten zum Einsatz kommen sollen.

Schmidt: Wer sind die Gegenspieler?

Engel: Der Hauptgegenspieler ist die Unwissenheit zum Thema Lichtverschmutzung in großen Teilen der Bevölkerung und bei den Verantwortlichen und Entscheidungsträgern. Das kann man denen aber gar nicht verübeln, denn das Thema erschließt sich nicht so offensichtlich und ist bislang auch kaum in der öffentlichen Wahrnehmung. Hier ist noch viel Informationsarbeit und Sensibilisierung nötig, auch von offizieller und staatlicher Seite. Verantwortungslos wird es aber, wenn die Entscheidungsträger und Planer von der Problematik wissen und trotzdem Beleuchtungen installieren, die viel Lichtverschmutzung erzeugen. Auch auf Herstellerseite könnte eine Menge zur Lösung beigetragen werden. Es gibt ja geeignete Leuchten, und diese sind auch nicht teurer als schlechte!

Schmidt: Wie sehen Sie die Rolle der Hausbesitzer oder Häuslebauer? Würde es schon etwas ausmachen, wenn jeder im Lande seine Außenbeleuchtung in Ordnung hätte?

Engel: Hier kann jeder als gutes Beispiel vorangehen, schon aus eigenem Interesse. Leider ist der Trend gerade ein anderer: In den Baumärkten und bei Discountern gibt es Unmengen günstiger LED-Leuchten, teils auch mit Photovoltaik und oftmals mit kalt-bläulichem Licht. Wer nicht von den Problemen weiß, stellt sich so etwas in den Garten. Da wären wir wieder beim Thema Information. Doch auch der Handel, zum Beispiel die Baumärkte und Elektronikmärkte, sind hier gefragt. Denn wenn man sich deren Produktangebot anschaut, dann erfüllen nur wenige Prozent der Leuchten die Anforderungen zur Vermeidung von Lichtverschmutzung, wie unsere Untersuchungen ergeben haben.

Schmidt: Wenn Sie als »Anwalt« der Nacht einen Aktionsplan aufstellen müssten, wie würde der lauten?

Engel: Informieren, sensibilisieren, durchsetzen. An Letzterem scheitert es bisher, denn da endet der Handlungsspielraum von Initiativen.

Schmidt: Teilen Sie die Einschätzung, dass die Lichtverschmutzung im Vergleich zu den großen Problemen der vergangenen Jahrzehnte eigentlich relativ leicht zu lösen wäre? Sofern alle mitziehen.

Engel: Klar, die Lichtverschmutzung ist eines der wenigen Umweltprobleme, deren Ursache sich schnell beheben oder abmildern lässt, spätestens bei der nächsten Umrüstung. Bei einigen Folgen der Lichtverschmutzung wird es hingegen länger dauern, bis sie sich regeneriert haben, zum Beispiel bei den Folgen im Ökosystem.

Schmidt: Sind Sie alles in allem optimistisch, dass wir das Problem der Lichtverschmutzung in Deutschland und Mitteleuropa in den Griff bekommen? Oder wird es Ihrer Einschätzung nach eher noch zunehmen?

Engel: Das Problem der Lichtverschmutzung ist seit Jahrzehnten bekannt, und seit Jahrzehnten wird in bestimmten Kreisen darüber informiert. Bisher ist es aber immer schlimmer geworden, und jetzt kommt noch das günstige Licht der LEDs dazu.

Wenn hier nicht von offizieller Seite Grenzen gesetzt werden, dann bekommen wir das Problem nicht in den Griff. Gehen aber Regionen und Länder mit gutem Beispiel voran, dann wäre das ein Weg in die richtige Richtung.

Schmidt: Vielen Dank für das Gespräch, Herr Dr. Engel.

Epilog: Es gibt keine Ausrede

Wir haben dieses Buch der Nacht und ihrer großen Wirkkraft gewidmet. Sind in den meisten bislang erschienenen, von der Anzahl her überschaubaren Publikationen zur Nacht eher einzelne Aspekte zum Teil zwar detailreich beschrieben worden, so fehlte doch bisher eine Darstellung, die wichtige Teilbereiche zu einem überschaubaren Ganzen verband. Und genau darum ging es uns: die manchmal geheimnisvolle »dunkle Seite des Tages« aus astronomischer, (chrono)-biologischer, kulturgeschichtlicher und beleuchtungstechnischer Perspektive sichtbar und damit erlebbar zu machen.

Dass die Nacht immer mehr in den Fokus des öffentlichen Interesses gerät, hat mit den gravierenden Folgen der Lichtverschmutzung zu tun. Doch die oben aufgeführten Empfehlungen machen eines deutlich: Störendes künstliches Licht muss nicht sein. Es gibt für alle Beleuchtungsanlässe die passende technische Lösung. In den meisten Fällen ist es, wie wir gesehen haben, eine Kombination aus der richtigen »Hardware« (Abschirmung, Lichtfarbe, Intensität) und bedarfsgerechter Software« (Steuerung).

Die Lösungsoptionen sind da, man muss sie nur nutzen – und auch in die Tat umsetzen. Das kann zunächst einmal dort beginnen, wo man den direkten Zugriff hat – auf dem eigenen Grundstück. Wichtig ist darüber hinaus die Einflussnahme im politischen Raum: im Gespräch und in der Auseinandersetzung mit Verantwortungsträgern oder kommunalen Gremien. Wenn die nächtliche Beleuchtung im öffentlichen Raum zum Thema wird, entsteht immer größerer Handlungsdruck. Schließlich haben alle Fortschritte der Umweltpolitik mit einer Veränderung des Bewusstseins begonnen.

Erinnern wir uns: Als Greenpeace in den achtziger Jahren auf die Gefahren der Chlorbleiche bei der Papierherstellung aufmerksam machte, haben manche darüber gelächelt. Wenige Jahre später gehörte die Verwendung von chlorfreiem Papier zum guten Ton, und die Unternehmen wiesen im Impressum oder auf ihren Briefbögen eigens darauf hin. Als die künstlichen Farbstoffe und Geschmacksverstärker sowie die genmanipulierten Zutaten in die Kritik gerieten, dauerte es nicht lange, bis die Hersteller damit zu werben begannen, dass ihre Produkte keine solchen Bestandteile enthalten. Binnen weniger Jahrzehnte wurde Müll zum Wertstoff und Recycling zum Standard. Energiesparen und der bewusste Umgang mit der Ressource Trinkwasser sind heute allgemeine Verhaltensweisen.

Kurzum: Unsere Gesellschaft ist lernfähig. Dies ist hoffentlich auch bei dem so drängenden Thema Lichtverschmutzung der Fall, wenn die Problematik weiteren Kreisen bekannt gemacht und die Sensibilität dafür geweckt wird.

Vor dem Hintergrund dieser Erfahrungen lohnt es sich, darauf hinzuwirken, dass zukünftig überall im Lande Kommunen, Unternehmen und Gewerbetreibende selbstbewusst darauf verweisen können: »Wir beleuchten umweltgerecht.« Mehr noch: dass die Bürger und Verbraucher dies einfach erwarten. Weil sie wissen: Für die eigene körperliche und geistig-seelische Gesundheit, für das Wohl von Tieren und Pflanzen, ja unseres ganzen Planeten brauchen wir die Kraft der Nacht – heute sogar mehr denn je.

Dank

Die dunkle »Büchse der Nyx« zu öffnen und zu sichten – dabei haben uns viele zur Seite gestanden, denen wir an dieser Stelle herzlich danken möchten. Allen voran sei Viola M. J. Schmidt genannt, die mit ihrem Recherche-Input und Beiträgen zu mythologischen und filmischen Aspekten der Nacht wertvolle Arbeit geleistet hat. Danke auch in diesem Zusammenhang an Prof. Dr.-Ing. Peter C. Slansky von der Hochschule für Fernsehen und Film München für seine spontanen Erläuterungen dazu, wie Kino und Fotografie die Nacht abbilden. Entscheidende Impulse zur Beschäftigung mit dem Schutz der Nacht kamen von Sabine Frank, der mitreißenden Initiatorin und Koordinatorin des Sternenparks Rhön. Immer wieder hat uns Dr. rer. nat. Andreas Hänel, Sprecher der Fachgruppe Dark Sky der Vereinigung der Sternfreunde, nützliche und hilfreiche Hinweise gegeben. Eine große Bereicherung waren der Austausch mit den Interviewpartnern Dr.-Ing. Matthias Engel und PD Dr. Franz Hölker, von denen man so einiges lernen kann. Dies gilt auch für Matthias Hahner, Geschäftsführer der OsthessenNetz GmbH, der mit seinem Team schon seit Jahren praxisgerechte und umweltschonende Beleuchtungsmodelle realisiert und bereitwillig darüber Auskunft gibt. Danke an die Biologie-Experten Stephan Zaenker und Jörg Burkard für ihre willkommenen Kommentare. Große Freude haben die erhellenden Gespräche mit dem Germanisten, Lektor und Lyrikliebhaber Oliver Marcel gemacht. Merci auch für die sorgfältige Durchsicht des Manuskripts durch unseren Lektor Ralf Lay sowie Stefanie Gördes für die redaktionelle Begleitung. Last but not least danken wir Leonard Schmidt, dessen Röntgenblick so gut wie nichts entgeht, für seine freundliche Unterstützung. Alle, die in irgendeiner Weise konstruktiv zur Realisierung des Buchprojekts beigetragen haben, eint das Bemühen, die bislang verkannte dunkle Seite des Tages mit Kraft aus dem Schatten zu holen: In diesem Sinne sind sie für uns »Retter der Nacht«.

Anhang

Tipps

Vereinigung der Sternfreunde e.V. (VdS)
Postfach 11 69
64629 Heppenheim
Telefon: 06252 787 154
E-Mail: service@vds-astro.de
www.vds-astro.de

Fachgruppe Dark Sky der VdS
Sprecher: Dr. Andreas Hänel
www.lichtverschmutzung.de

International Dark-Sky Association (IDA)
3223 North First Ave.
Tucson, AZ 85719
E-Mail: ida@darksky.org
www.darksky.org

Sternenpark im Biosphärenreservat Rhön
Gallasiniring 30
36043 Fulda
Telefon: 0800 971 9772
E-Mail: info@sternenpark-rhoen.de
www.sternenpark-rhoen.de (Enthält u. a. die Beleuchtungsrichtlinien
für den Sternenpark Rhön mit Erläuterungen)
Facebook: www.facebook.com/sternenpark.rhoen
Twitter: Sternenpark Rhön
www.verein-sternenpark-rhoen.de
www.biosphaerenreservat-rhoen.de

Sternenpark Westhavelland
Naturpark Westhavelland
Pareyer Dorfstraße 5
14715 Havelaue
Telefon: 033872 74310
E-Mail: np-westhavelland@lugv.brandenburg.de

Sternenpark Eifel
Kontakt: Astronomie-Werkstatt Sterne ohne Grenzen
Sülzgürtel 42
50937 Köln
Telefon: 0221 2829882
E-Mail: info@sterne-ohne-grenzen.de

Initiative Sternenpark Schwäbische Alb
Dr.-Ing. Matthias Engel
Postfach 30 08 08
70448 Stuttgart
E-Mail: info@sternenpark-schwaebische-alb.de
www.sternenpark-schwaebische-alb.de
www.facebook.com/SternenparkSchwaebischeAlb

Musterleuchten-Park der RhönEnergie Fulda
Daimler-Benz-Straße, Fulda
E-Mail: strassenbeleuchtung@re-fd.de
Drei Musterstraßen auf dem Betriebsgelände des Energieversorgers am Stadt-
rand von Fulda zeigen mehrere Dutzend nachtgerechte und wirtschaftliche
Leuchten im Live-Betrieb. Der Leuchten-Park richtet sich vor allem an kom-
munale Entscheider, die sich eigene Eindrücke verschaffen wollen. Besuch auf
Voranmeldung.

Weiterführende Links

Resolution zur Vermeidung von Lichtverschmutzung, 2015
www.lichtverschmutzung.de/zubehoer/download.php?file=Resolution_
gegen_Lichtverschmutzung.pdf
Empfehlungen für eine umweltfreundliche Beleuchtung, 2015
www.lichtverschmutzung.de/zubehoer/download.php?file=
ReduzierungLichtverschmutzung_ah1208.pdf
Wie ist energiesparende Außenbeleuchtung möglich?
(in: »DIE GEMEINDE BWGZ«, 2014)
www.sternenpark-schwaebische-alb.de/images/BWGZ-21-2014-
Engel_Wie_ist_eine_energiesparende_und_umweltgerechte_
Aussenbeleuchtung_moeglich.pdf
Leitfaden Besseres Licht, Land Oberösterreich
www.land-oberoesterreich.gv.at/files/publikationen/us_besseresLicht
2013_leitfaden.pdf
www.hellenot.org (Tiroler Umweltanwaltschaft)
Vermeidung von unnötigen Lichtemissionen, Amt für Umwelt Solothurn
www.so.ch/fileadmin/internet/bjd/bjd-afu/pdf/luft/415_ui_05.pdf
Schutz der Nacht – Lichtverschmutzung, Biodiversität und Nachtland-
schaft, Skript des Bundesamt für Naturschutz
www.bfn.de/fileadmin/MDB/documents/service/Skript_336.pdf
Redefining efficiency for outdoor lighting, 2014
(Energy Environ. Sci., 2014, 7, 1806-1809) http://pubs.rsc.org/en/content/
articlelanding/2014/ee/c4ee00566j#!divAbstract
www.verlustdernacht.de (Interdisziplinärer Forschungsverbund Licht
verschmutzung der Leibniz Gemeinschaft)
www.cost-lonne.eu (Loss of the Night Network)
www.stars4all.eu (A Collective Awareness Platform for Promoting Dark
Skies in Europe)
http://sci-frankfurt.de (Chronobiologisches Institut Senckenberg FFM)
(Informatives Portal von Christian Reinboth)
www.peter-slansky.de

Literatur

Acker, Paul: *The Poetic Edda: Essays on Old Norse Mythology*, Routledge, London 2002

Bogard, Paul: *Die Nacht. Reise in eine verschwindende Welt*, Blessing, München 2014

Borchhardt-Birbaumer, Brigitte: *Imago Noctis. Die Nacht in der Kunst des Abendlandes*, Böhlau, Wien 2003

Bronfen, Elisabeth: *Tiefer als der Tag gedacht. Eine Kulturgeschichte der Nacht*, Hanser, München 2008

Campbell, Joseph: *Der Heros in tausend Gestalten*, Insel, Frankfurt 2001
–, *Die Kraft der Mythen*, Bibliographisches Institut, Düsseldorf 2007

Cook, Pam (Hg.): *The Cinema Book. Third Edition*, Palgrave Macmillan, London 2009

Cotterell, Arthur (Hg.): *Mythologie: Götter, Helden, Mythen*, Parragon, Köln 2008

Ekirch, A. Roger: *In der Stunde der Nacht. Eine Geschichte der Dunkelheit*, Lübbe, Bergisch Gladbach 2006

Estés, Clarissa Pinkola: *Die Wolfsfrau. Die Kraft der weiblichen Urinstinkte*, Heyne, München 1995

Friese, Heinz-Gerhard: *Die Ästhetik der Nacht. Eine Kulturgeschichte*, Rowohlt, Reinbek 2011

Fuchs, Dörte, und Jutta Orth (Hg.): *Freude für alle Tage*, Die Deutsche Bibliothek, Kiefel 2002

Goethe, Johann Wolfgang von: *Faust. Der Tragödie zweiter Teil*, Reclam, Stuttgart 1986

Hänsch, Robert, Benjamin Könecke, Merle Pottharst und Florian Wukovitsch: *Kosten und externe Effekte des künstlichen Lichts sowie Ansätze der ökonomischen Bewertung*, Schriftenreihe *Verlust der Nacht*, Bd. 1, Universitätsverlag der TU Berlin, Berlin 2013

Hemm, Dagmar, und Andreas Noll: *Die Organuhr, Gesund im Einklang mit unseren natürlichen Rhythmen*, Gräfe und Unzer, München 2015

Hesiod: *Theogonie Griechisch/Deutsch*, Reclam, Stuttgart 1999

Hohenberger, Eva (Hg.): *Bilder des Wirklichen. Texte zur Theorie des Dokumentarfilms*, Vorwerk, Berlin 2006

Krüss, James: *Märchen*, Oettinger, Hamburg 1991

Held, Martin, Frank Hölker und Beate Jessel (Hg.): *Schutz der Nacht – Lichtverschmutzung, Biodiversität und Nachtlandschaft*, Bundesamt für Naturschutz, BfN-Schriften 336, Berlin 2013

Leibniz-Gemeinschaft, Forschungsverbund »Verlust der Nacht«: *Verlust der Nacht* (Broschüre), Berlin 2013

Zwischenruf. Verlust der Nacht, Heft 2/2009

Meier, Josiane, und Merle Pottharst: *Gesellschaftliche Akteure der künstlichen Beleuchtung*, Schriftenreihe *Verlust der Nacht*, Bd. 2, Universitätsverlag der TU Berlin, Berlin 2013

Milton, John: *Paradise Lost*, Penguin Classics, London 2003; Übersetzung von Adolf Böttger: *Das Verlorene Paradies*, Leipzig o. J.

Mulvey, Laura: *Visual and other pleasures (second edition)*, Palgrave Macmillan, London 2009

Nürnberger, Helmuth: *Geschichte der deutschen Literatur*, Bayerischer Schulbuch-Verlag, München 1993

Nym, Alexander: *Schillerndes Dunkel. Geschichte, Entwicklung, und Themen der Gothic-Szene*, Plöttner, Leipzig 2010

Ottoson, Robert: *A Reference Guide to the American Film Noir*, Scarecrow Press, Metuchen, NJ, und London 1981

Posch, Thomas, Anja Freyhoff und Thomas Uhlmann (Hg.): *Das Ende der Nacht. Die globale Lichtverschmutzung und ihre Folgen*, Wiley-VCH, Weinheim 2010

Reiners, Ludwig (Hg.): *Der ewige Brunnen. Ein Handbuch deutscher Dichtung*, C. H. Beck, München 1990

Rilke, Rainer Maria: *Die Gedichte*, Insel, Frankfurt, 7. Aufl. 2012

Schlör, Joachim: *Nachts in der großen Stadt. Paris–Berlin–London 1840–1930*, Artemis & Winkler, München 1991

Schmidt, Mathias R., und Sabine Frank: *Sternenpark Rhön. Warum der Schutz der Nacht Menschen und Natur so gut tut*, Parzellers Buchverlag, Fulda 2015

Schmidt, Tanja-Gabriele, und Mathias R. Schmidt: *Urnahrung, Wie wir die Vitalkraft von Wildkräutern, alten Obst- und Gemüsearten nutzen*, Goldmann, München 2015

–, *Superkörner. Wie wir wirksam die Weizenwampe vermeiden*, Goldmann, München 2016

Silver, Alain, und Elizabeth Ward: *Film Noir: An Encyclopedic Reference to the American Style*, Overlook Press, Woodstock, NY, 2008

Tiroler Umweltanwaltschaft: *Die helle Not. Künstliche Lichtquellen – ein unterschätztes Umweltproblem*, Innsbruck, 3. Aufl. 2009, www.hellenot.org/fileadmin/user_upload/PDF/WeiterInfos/09_HelleNot_Broschuere.pdf

Vergil: *Aeneis*, lateinisch/deutsch, Reclam, Stuttgart 2012

Vogelweide, Walther von der: *Leich, Lieder, Sangsprüche*, hg. v. Christoph Corneau, de Gruyter, Berlin 1996

Vogler, Christopher: *The Writer's Journey. Mythic Structure for Writers, 3rd Edition*, Michael Wiese Productions, Studio City, CAL, 2007, deutsch: *Die Odyssee des Drehbuchschreibers*, Zweitausendeins, Frankfurt, 6. Aufl. 2010

Zulley, Jürgen, und Barbara Knab: *Unsere innere Uhr. Natürliche Rhythmen nutzen und der NON-STOP-Belastung entgehen*, Mabuse, Frankfurt 2014

Anmerkungen

1 Paul Bogard: *Die Nacht. Reise in eine verschwindende Welt*, Blessing, München 2014, S. 17.

2 Vgl. Thomas Posch, Anja Freyhoff und Thomas Uhlmann (Hg.): *Das Ende der Nacht. Die globale Lichtverschmutzung und ihre Folgen*, Wiley-VCH, Weinheim 2010, S. 17.

3 Vgl. Ragnar Vogt, Gespräch mit dem Chronobiologen Achim Kramer: »Wie die innere Uhr gestellt wird«, https://www.youtube.com/watch?v=SWzZBuPBL8o.

4 Maximilian Moser, Interview im Webportal »Schwingung und Gesundheit. Neue Impulse aus Forschung, Kunst, Medizin und Musik«, 2007, www.schwingung-und-gesundheit.de/Interview-Moser.html.

5 »Gymnasium führt Gleitzeit für Schüler ein«, FZ vom 11.4.2016, S. 6.

6 Vgl. Maximilian Moser: »Künstliche Zeit und innere Uhr«, ZDF, 23.9.2015, sowie ders.: »Chronobiologie – was ist das?«, 3sat, 10.3.2015, www.3sat.de/page/?source=/dokumentationen/183084/index.html.

7 Vgl. »Gymnasium führt Gleitzeit für Schüler ein«, a. a. O.

8 Vgl. ebenda.

9 Vgl. Moser: »Chronobiologie – was ist das?«, a. a. O.

10 Vgl. Vogt, a. a. O.

11 Vgl. Christian Cajochen: »Lerchen, Eulen und Normaltyp«, www.focus.de/gesundheit/gesundleben/schlafen/chronobiologie/chronobiologie/chronotypen_aid_27629.html.

12 Vgl. Vogt, a. a. O.

13 Tobias Hürter im Gespräch mit Till Roenneberg, *ZeitWissen*, 3/2011, »In uns ticken 100 Millionen Jahre alte biologische Uhren«.

14 Annukka Aho-Ritter: »Melatonin: Neues vom Sandmännchen-Hormon«, *DocCheck News*, 13.2.2015, http://news.doccheck.com/de/74258/melatonin-neues-vom-sandmaennchen-hormon.

15 Vgl. hierzu Annemarie Döring: »Neue Erkenntnisse über Melatonin: Was ist dran an dem Wunderhormon?«, *Das Schlafmagazin. Wege zum gesunden Schlaf*, 29.2.2008, www.dasschlafmagazin.de/wegezumgesunden-schlaf/archiv/ausgewaehlte-artikel/neue-erkenntnisse-ueber-melatonin.html.

16 Vgl. Moser: »Chronobiologie – was ist das?«, a. a. O.

17 Vgl. Moser, Interview Schwingung und Gesundheit, a. a. O.

18 Vgl. hierzu zum Beispiel Deutsches Grünes Kreuz:»Blutdrucksenker besser abends schlucken?«, 13.11.2015, http://dgk.de/meldungen/blutdrucksenker-besser-abends-schlucken.html; oder NetDoktor,»Neues aus der Medizin: Blutdrucksenker abends schlucken«, 29.10.2015, www.netdoktor.de/news/blutdrucksenker-abends-schlucken.

19 Moser, Interview Schwingung und Gesundheit, a. a. O.

20 »Die Dramaturgie der Nacht«, Tobias Hürter im Gespräch mit Peter Spork 2011, www.zeit.de/zeit-wissen/2011/03/Dossier-Schlafen-Dramaturgie.

21 Vgl. Mathias R. Schmidt und Sabine Frank: *Sternenpark Rhön. Warum der Schutz der Nacht Menschen und Natur so gut tut*, Parzellers Buchverlag, Fulda 2015, S. 13.

22 Vgl. Tobias Hürter im Gespräch mit Peter Spork, 2011,»Rätselhafter Schlummer – Unsere schlaffeindliche Gesellschaft«, www.zeit.de/zeit-wissen/2011/03/Dossier-Schlafen-Dramaturgie/seite-2.

23 Hürter im Gespräch mit Roenneberg, a. a. O.

24 Vgl. University of Helsinki:»Sleep Loss Detrimental to Blood Vessels«, 22.4.2016, https://www.helsinki.fi/en/news/sleep-loss-detrimental-to-blood-vessels helsinki.fi.

25 Vgl. Sybille Möckl:»Leistungsfähigkeit eingeschränkt. Nebenwirkung der späten WM-Spiele: Deutsche leiden unter Fußball-Kater«, 2.7.2014, www.focus.de/gesundheit/gesundleben/schlafen/fussball kater-und-schlaftrunkenheit-die-nebenwirkungen-der-spaeten-wm-spiele_id_3962079.html.

26 Vgl. Posch et al., a. a. O., S. 140 f.

27 Thomas Kantermann im Interview zum Thema»Zeitumstellung«, Spiegel Online, 30.10.2013, www.spiegel.de/forum/gesundheit/zeitumstellung-wenn-unsere-innere-uhr-falsch-tickt-werden-wir-krank-thread-104742-1.html.

28 Vgl. Interview»Träumen. Nichts tun. Lange duschen«, 2013, www.stern.de/wirtschaft/job/raus-aus-der-stressfalle--aber-wie---traeumen--nichts-tun--lange-duschen--3664358.html.

29 Vgl. hierzu»Nachts arbeiten und trotzdem gesund bleiben«, BZ, 12.4.2013, www.bz-berlin.de/artikel-archiv/nachts-arbeiten-und-trotzdem-gesund-bleiben.

30 Vgl. Moser:»Chronobiologie – was ist das?«, a. a. O.

31 Vgl. Rolf Merkle:»Falsche Vorstellungen vom Schlaf«, https://www.palverlag.de/schlaf-fragen-antworten.html.

32 Vgl. zum Beispiel www.volkskrankheit.net,»Studien zeigen: Wenig Schlaf fördert Übergewicht«, 30.10.2012; www.3sat,»Schlafmangel macht dick – Mehr Ghrelin und weniger Leptin«, 14.8.2012; www.diabetesratgeber.net,»Hilft Schlaf beim Abnehmen?«, 28.5.2016.

33 Jürgen Zulley: »Wie viel Schlaf ist gesund?«, www.focus.de/gesundheit/
    gesundleben/schlafen/nachtruhe/tid-9235/schlafen_aid_265134.html.
34 Vgl. A. Roger Ekirch: *In der Stunde der Nacht. Eine Geschichte der Dun-
    kelheit*, Lübbe, Bergisch Gladbach 2006, S. 358 ff.
35 Ebenda, S. 370.
36 Vgl. »Ist Schlaf vor Mitternacht gesünder?«, 27.6.2015, www.ndr.de/
    ratgeber/gesundheit/Ist-Schlaf-vor-Mitternacht-gesuender,schlaf121.html.
37 Vgl. Schmidt/Frank: *Sternenpark Rhön*, a. a. O., S. 14.
38 Ebenda, S. 14 f.
39 Vgl. Interview »Träumen. Nichts tun. Lange duschen«, a. a. O.
40 Vgl. J. Allan Hobson: »Dreaming as virtual Reality«, https://vimeo.
    com/56975531.
41 Vgl. hierzu Dagmar Hemm und Andreas Noll: *Die Organuhr. Gesund im
    Einklang mit unseren natürlichen Rhythmen*, Gräfe und Unzer, München
    2015, sowie »Organsprache im Rhythmus der Zeit«,
    www.impulsmanagement.ch/index.php/wissenswertes/gesundheit.
42 Vgl. Schmidt, Tanja-Gabriele, und Mathias R. Schmidt: *Urnahrung, Wie
    wir die Vitalkraft von Wildkräutern, alten Obst- und Gemüsearten nutzen*,
    Goldmann, München 2015; und dies.: *Superkörner. Wie wir wirksam die
    Weizenwampe vermeiden*, Goldmann, München 2016.
43 Hemm/Noll, a. a. O., S. 8.
44 Vgl. »Biorhythmus – Die chinesische Uhr«, www.gesundheit.de/medizin/
    psychologie/zeit-und-rhythmus/biorhythmus-die-chinesische-uhr.
45 Vgl. https://de.wikipedia.org/wiki/Eurythmie.
46 Vgl. Joachim Schlör: *Nachts in der großen Stadt. Paris, Berlin, London
    1840–1930*, Artemis & Winkler, München 1991.
47 Mathias R. Schmidt: »Vom Kienspan zur Halogenleuchte: Wie den
    Menschen die Lichter aufgingen«, Radio-Feature, BR 2, 1998.
48 *Kultur & Technik* 2/2005, S. 32.
49 Schmidt: »Vom Kienspan zur Halogenleuchte«, a. a. O.
50 Leibniz-Gemeinschaft: *Zwischenruf. Verlust der Nacht* 2/2009, S. 18.
51 Bogard, a. a. O., S. 38.
52 Vgl. BfN: *Naturschutz und Landschaftspflege* 67/2001.
53 Zitiert nach www.aphorismen.de/zitat/15962.
54 Zitiert nach www.lebens-zitate.de/ziele-nach-dem-mond-selbst-wenn-du-
    ihn-verfehlst-wirst-du-zwischen-den-sternen-landen-friedrich-nietzsche.
55 »Declaration In Defence Of the Night Sky And the Right To Starlight«,
    La Palma 2007.
56 Die Geschichte der Beobachtung, Interpretation und Erforschung des
    Sternenhimmels erzählt mit vielen Bildern das Kapitel »Der Mensch und
    die Sterne – eine astronomische Zeitreise« im Buch *Sternenpark Rhön*.
    Vgl. Schmidt/Frank, a. a. O.
57 Siehe http://darksky.org/light-pollution/wildlife.

58 Ebenda.

59 Ebenda.

60 Vgl. Posch et al., a. a. O., S. 86.

61 Bogard, a. a. O., S. 186 ff.

62 Posch et al., a. a. O., S. 85 f.

63 Siehe http://darksky.org/light-pollution/wildlife.

64 Vgl. Bogard, a. a. O., S. 181.

65 Vgl. www.exeter.ac.uk/news/featurednews/title_440797_en.html; http://rstb.royalsocietypublishing.org/content/370/1667/20140124; oder www.batconservationireland.org.

66 Posch et al., a. a. O., S. 65.

67 Vgl. Leibniz-Gemeinschaft: *Zwischenruf. Verlust der Nacht*, a. a. O., S. 19.

68 Vgl. Posch et al., a. a. O., S. 77.

69 Vgl. Leibniz-Gemeinschaft: *Zwischenruf. Verlust der Nacht*, a. a. O., S. 18.

70 Vgl. Posch et al., a. a. O., S. 67.

71 Posch et al., a. a. O., S. 76.

72 Vgl. Bogard, a. a. O., S. 171.

73 *Der Spiegel* 26/2016, S. 99.

74 Bogard, a. a. O., S. 172.

75 Vgl. Leibniz-Gemeinschaft: *Zwischenruf. Verlust der Nacht*, a. a. O., S. 19.

76 Vgl. Schmidt/Frank, a. a. O., S. 8.

77 Posch et al., a. a. O., S. 71.

78 Vgl. Leibniz-Gemeinschaft: *Zwischenruf. Verlust der Nacht*, a. a. O., S. 20.

79 Bogard, a. a. O., S. 163.

80 Vgl. www.undekade-biologischevielfalt.de.

81 Vgl. www.igb-berlin.de/mitarbeitende-igb/show/243.html.

82 Zitiert nach Manfred Herok: *Phil-Splitter*, 2014, www.abcphil.de/html/nacht-und-tag.html.

83 Vgl. Brigitte Borchhardt-Birbaumer: *Imago Noctis. Die Nacht in der Kunst des Abendlandes*, Böhlau, Wien 2003, S. 14.

84 Vgl. ebenda, S. 63.

85 Vgl. ebenda, S. 66.

86 Vgl. Clarissa Pinkola Estés: *Die Wolfsfrau. Die Kraft der weiblichen Urinstinkte*, Heyne, München 1993, S. 34.

87 Vgl. https://de.wikipedia.org/wiki/Gustave_Dor%C3%A9/media/File:Paradise_Lost_12.jpg.

88 John Milton: *Paradise Lost*, Penguin Classics, London 2003; Übersetzung von Adolf Böttger: *Das Verlorene Paradies*, Reclam, Leipzig o. J., Erster Gesang, Absatz 3, www.zeno.org.

89 Vgl. ebenda, Zweiter Gesang, Absatz 52.

90 Adalbert von Chamisso, zitiert nach www.aphorismen.de/zitat/82806.

91 Vgl. Christopher Vogler: *The Writer's Journey. Mythic Structure for Writers, 3rd Edition*, Michael Wiese Productions, Studio City, CAL, 2007.

92 Bogard, a. a. O., S. 214 f.

93 Vgl. »Wilde Jagd …«, http://asatruart.de/wilde-jagd-das-wilde-heer-bzw-das-wuetende-heer.

94 Zitiert nach https://www.aphorismen.de/zitat/6337.

95 *Übersetzung aus dem Mittelhochdeutschen: Tanja-Gabriele Schmidt, vgl. zum mittelhochdeutschen Wortlaut ducalucifero.altervista.org.*

96 Walther von der Vogelweide: *Leich, Lieder, Sangsprüche*, hg. v. Christoph Corneau, de Gruyter, Berlin 1996; Übersetzung aus dem Mittelhochdeutschen: Tanja-Gabriele Schmidt.

97 Zitiert nach http://gutenberg.spiegel.de/buch/andreas-gryphius-gedichte-2204/2.

98 Zitiert nach https://de.wikipedia.org/wiki/Nun_ruhen_alle_W%C3%A4lder.

99 Johann Wolfgang von Goethe: *Römische Elegien* VII, zitiert nach Helmuth Nürnberger: *Geschichte der deutschen Literatur*, Bayerischer Schulbuch-Verlag, München 1993, S. 121.

100 Zitiert nach https://www.aphorismen.de/gedicht/72946.

101 Zitiert nach Nürnberger, a. a. O., S. 119.

102 Zitiert nach https://de.wikipedia.org/wiki/Wandrers_Nachtlied.

103 Zitiert nach https://www.aphorismen.de/gedicht/202812.

104 Johann Wolfgang Goethe, Sämtliche Werke, 13.1, München 1992, S. 126.

105 Johann Wolfgang von Goethe: *Faust. Der Tragödie zweiter Teil*, Reclam, Stuttgart 1986, S. 3 f.

106 Zitiert nach http://freiburger-anthologie.ub.uni-freiburg.de/fa/fa.pl?cmd=gedichte&sub=show&noheader=1&add=&id=506.

107 Vgl. Nürnberger, a. a. O., S. 163.

108 Zitiert nach www.zeno.org/Literatur/M/Novalis/Fragmentensammlung/Blüthenstaub.

109 Zitiert nach http://gutenberg.spiegel.de/buch/hymnen-an-die-nacht5237/3.

110 Zitiert nach http://gutenberg.spiegel.de/buch/hymnen-an-die-nacht5237/2.

111 Zitiert nach: https://www.aphorismen.de/zitat/6337.

112 Zitiert nach www.wortblume.de/dichterinnen/kusstrau.htm.

113 Zitiert nach https://de.wikipedia.org/wiki/Abendst%C3%A4ndchen.

114 Zitiert nach https://www.aphorismen.de/zitat/123592.

115 Zitiert nach Ludwig Reiners: *Der ewige Brunnen. Ein Handbuch deutscher Dichtung*, C. H. Beck, München 1990, S. 337.

116 Zitiert nach http://lyrik.antikoerperchen.de/joseph-von-eichendorff-sehnsucht,textbearbeitung,29.html.

117 Vgl. Roland Borgards und Harald Neumeyer: »Der Mensch in der Nacht – die Nacht im Menschen«, http://edoc.hu-berlin.de/hostings/athenaeum/documents/athenaeum/2001-11/borgards-roland-13/PDF/borgards.pdf.

118 Vgl. Ernesto Handmann, www.handmann.phantasus.de/g-dieblaue-blume.html.

119 Zitiert nach http://gutenberg.spiegel.de/buch/joseph-von-eichendorff-gedichte-4294/99.

120 Zitiert nach: Nürnberger, a. a. O., S. 171.

121 Zitiert nach http://gutenberg.spiegel.de/buch/joseph-von-eichendorff-gedichte-4294/47.

122 Vgl. auch Jasmin Jobst und Christine Kerler: »Intermedialität und Synästhesie in der Literatur der Romantik«, www.goethezeitportal.de/wissen/projektepool/intermedialitaet/autoren/eichendorff/intermedialitaet-in-eichendorffs-mondnacht.html.

123 Zitiert nach Nürnberger, a. a. O., S. 194.

124 Zitiert nach www.wortblume.de/dichterinnen/schop099.htm.

125 Vgl. Nürnberger, a. a. O., S. 181.

126 Ebenda.

127 Zitiert nach Northeimer Datenbank Deutsches Gedicht:nddg.de/gedicht/18792-Berthas+Lied+in+der+Nacht_Grillparzer.html.

128 Zitiert nach http://gutenberg.spiegel.de/buch/gedichte-1844-2844/31.

129 Zitiert nach www.lwl.org/LWL/Kultur/Droste/Werk/Lyrik/Ausgabe_1844/Hirtenfeuer/index2_html.

130 Zitiert nach http://gutenberg.spiegel.de/buch/eduard-m-5525/113.

131 Zitiert nach http://freiburger-anthologie.ub.uni-freiburg.de/fa/fa.pl?cmd=gedichte&sub=show&noheader=1&add=&id=993.

132 Zitiert nach https://de.wikipedia.org/wiki/Nachtgedanken.

133 Vgl. Nürnberger, a. a. O., S. 199.

134 Zitiert nach www.heinrich-heine.net/quotat.htm.

135 Zitiert nach ebenda.

136 Zitiert nach www.gedichte-lyrik-online.de/heine_heinrich-gedicht_485-aus_den_himmelsaugen_droben.html.

137 Zitiert nach http://gedichte.xbib.de/Hebbel_gedicht_Nachtlied.htm.

138 Zitiert nach http://gutenberg.spiegel.de/buch/friedrich-hebbel-gedichte-2662/119.

139 Zitiert nach http://gedichte.xbib.de/Hebbel_gedicht_Die+Weihe+der+Nacht.htm.

140 Zitiert nach http://gutenberg.spiegel.de/buch/gottfried-keller-gedichte-3376/53.

141 Zitiert nach http://gutenberg.spiegel.de/buch/ludwig-jacobowski-gedichte-4390/3.

142 Zitiert nach http://gutenberg.spiegel.de/buch/ludwig-jacobowski-gedichte-4390/1.

143 Zitiert nach http://gutenberg.spiegel.de/buch/richard-dehmel-gedichte-1733/29.

144 Zitiert nach www.zeno.org/Literatur/M/Bierbaum,+Otto+Julius/
Gedichte/Irrgarten+der+Liebe/Lieder/An+die+Nacht.

145 Rainer Maria Rilke: *Die Gedichte*, Insel, Frankfurt, 7. Aufl. 2012, S. 204 f.

146 Ebenda, S. 189.

147 Zitiert nach https://www.aphorismen.de/gedicht/12389.

148 Zitiert nach https://de.wikisource.org/wiki/Der_Lattenzaun.

149 Zitiert nach https://de.wikisource.org/wiki/Der_Seufzer.

150 Zitiert nach: https://www.staff.uni-mainz.de/pommeren/Gedichte/
esistnacht.html.

151 Zitiert nach www.christian-morgenstern.de/dcma/index.php?title=
Inmitten_der_gro%C3%9Fen_Stadt.

152 Zitiert nach http://gutenberg.spiegel.de/buch/rhythmus-des-neuen-
europa-gedichte-6737/39.

153 Zitiert nach www.textlog.de/17523.html.

154 Zitiert nach Nürnberger, a. a. O., S. 273 f.

155 Vgl. ebenda, S. 273.

156 Zitiert nach ebenda, S. 274.

157 Zitiert nach http://gutenberg.spiegel.de/buch/erich-m-4656/17.

158 Zitiert nach http://gutenberg.spiegel.de/buch/erich-m-4656/12.

159 Zitiert nach http://animexx.onlinewelten.com/forum/thread_86351/0.

160 Zitiert nach www.literaturepochen.at/exil/multimedia/pdf/
holznerszabo.pdf.

161 Zitiert nach ebenda.

162 Zitiert nach ebenda.

163 Zitiert nach https://books.google.de/books?id=svN8KGnMz-
boC&pg=PA227&lpg=PA227&dq=Seltsam,+ich+singe+und+bin+
Sicher ...

164 Zitiert nach http://aphoristiker-archiv.de/index_z.php?id=65443.

165 Zitiert nach https://www.aphorismen.de/suche?f_autor=3663_Nico+
Szaba.

166 Zitiert nach www.songtexte.com/songtext/bakkushan/nur-die-
nacht-43a40f53.html.

167 Zitiert nach www.abipur.de/referate/stat/638404060.html.

168 Zitiert nach https://de.wikipedia.org/wiki/Der_H%C3%B6lle_
Rache_kocht_in_meinem_Herzen.

169 Siehe https://www.youtube.com/watch?v=5Ipq_tIrbnE.

170 Vgl. Murray Parahia und Norbert Gertsch (Hg.): *Beethoven Klavier-sonate Nr. 14 cis-moll Opus 27 Nr. 2*, Henle, München o. J., Vorwort, S. III.

171 Gerald Heidegger: »Die Nacht und ihre Rätsel«, http://orf.at/
stories/2147740/2147592.

172 Siehe www.mahagoni-magazin.de/malerei/pissarro-%E2%80%9
boulevard-montmartre-bei-nacht-%E2%80%93-das-zweite-gesicht-der-
stadt-1897.

173 Siehe www.musee-orsay.fr/de/kollektionen/werkbeschreibungen ...

174 Carola Zinner: »›Das gewaltige Dunkel‹. Eine Kulturgeschichte der Nacht«, 10.6.2015, www.br.de/radio/bayern2/wissen/radiowissen/dunkel-nacht100.html.

175 Vgl. Eva Hohenberger (Hg.): *Bilder des Wirklichen. Texte zur Theorie des Dokumentarfilms*, Vorwerk, Berlin 2006, S. 240.

176 Ebenda, S. 244.

177 Elisabeth Bronfen: *Tiefer als der Tag gedacht. Eine Kulturgeschichte der Nacht*, Hanser, München 2008, S. 427.

178 Vgl. zum Thema Nachtfotografie und astronomische Beobachtungen www.peter-slansky.de.

179 Vgl. Joseph Campbell: *Der Heros in tausend Gestalten*, Insel, Frankfurt 2001.

180 Vgl. ebenda, S. 146 ff.

181 Ebenda, S. 91.

182 Ebenda, S. 119.

183 Ebenda, S. 110.

184 Christopher Vogler: *The Writer's Journey. Mythic Structure for Writers, 3rd Edition*, Michael Wiese Productions, Studio City, CAL, 2007; deutsch: *Die Odyssee des Drehbuchschreibers*, Zweitausendeins, Frankfurt, 6. Aufl. 2010.

185 Weitere Informationen bietet Alexander Nym (Hg.):*Schillerndes Dunkel. Geschichte, Entwicklung, und Themen der Gothic-Szene*, Plöttner, Leipzig 2010.

186 Zitiert nach www.songtexte.com/songtext/subway-to-sally/eisblumen-23dccc47.html.

187 Vgl. Bronfen, a. a. O., S. 427.

188 Ebenda, S. 428.

189 Vgl. Robert Ottoson: *A Reference Guide to the American Film Noir*, Scarecrow Press, Metuchen, NJ, und London 1981, S. 1.

190 Alain Silver und Elizabeth Ward: *Film Noir: An Encyclopedic Reference to the American Style*, Overlook Press, Woodstock, NY, 2008, S. 3.

191 Vgl. Pam Cook (Hg.): *The Cinema Book. Third Edition*, Palgrave Macmillan, London 2009, S. 309.

192 Vgl. Silver und Ward, a. a. O., S. 4.

193 Vgl. Cook, a. a. O., S. 309.

194 Vgl. Bronfen, a. a. O., S. 436 ff.

195 Vgl. Schmidt/Frank, a. a. O., S. 62 f.

196 Zitiert nach www.kath.net/news/36000.

197 Siehe www.ekd.de/agu/download/BIODIV_Kirchen.pdf.

198 Ebenda.

199 Siehe http://w2.vatican.va/content/francesco/de/encyclicals/documents/papa-francesco_20150524_enciclica-laudato-si.html, Punkt 33.